Andreas Rohen

Rhythmen im Lebenslauf

Impressum

Herausgeber: Verein für Anthroposophisches Heilwesen e. V.
◆ Postfach 11 10, D-75374 Bad Liebenzell
◆ Johannes-Kepler-Straße 56
D-75378 Bad Liebenzell-Unterlengenhardt
Telefon (0 70 52) 20 34, 20 35
Telefax (0 70 52) 41 07

Gemeinnütziger Verein
VR 717 Amtsgericht Stuttgart

Autor: Andreas Rohen

Lektorat: Heidrun Loewer

Druck: Greiserdruck, D-76437 Rastatt

Auflage: 6. Auflage, 1998, 7000

ISBN: 3-922060-74-9

Die Deutsche Bibliothek CIP-Einheitsaufnahme

Beiträge für eine bewußte Lebensführung in
Gesundheit und Krankheit /
Verein für Anthroposophisches Heilwesen e. V.
Bad Liebenzell-Unterlengenhardt:
Verein für Anthroposophisches Heilwesen e. V.
Nr. 124, Rhythmen im Lebenslauf, Andreas Rohen
6. Auflage 1998

ISBN 3-922060-74-9

Inhalt

Wandlungen alle sieben Jahre

Der Lebenslauf des Menschen zwischen Geburt und Tod wird einerseits durch das Ich eines jeden einzelnen Menschen geprägt, ist also individuelles Schicksal. Andererseits zeigen sich in jeder Biographie allgemeingültige Gesetzmäßigkeiten, deren Kenntnis eine Orientierungshilfe sein kann. Diese Gesetzmäßigkeiten sollen hier in ihren Grundzügen dargestellt werden.[1]

So wie die Pflanze nicht nur Wurzeln ausbildet, sondern aus den Wurzeln auch Stengel, Blätter, Kelch- und Blütenblätter, schließlich Frucht und Samen entwickelt und nie aus den Wurzeln gleich die Kelchblätter oder den Samen hervorbringt, so unterliegt auch das Leben des Menschen Wandlungen und zwar in einer bestimmten Folge und in einem rhythmischen Verlauf.

Die Kenntnis dieser Wandlungen und der dazugehörenden Krisen ist für uns von praktischer Bedeutung: sie hilft uns, unsere Lebensaufgaben zu bewältigen.

Der Begründer der Anthroposophie, Rudolf Steiner, konnte zeigen, daß die physische Geburt des Menschen eine Entwicklung einleitet, bei der alle sieben Jahre etwas Neues geboren wird.

Was wir mit unseren Sinnen beobachten können, die physische Natur des Menschen, ist nur ein Teil unseres Wesens – der Teil, den wir mit dem Mineral, dem toten Stoff gemeinsam haben, aus dem auch Pflanzen und Tiere aufgebaut sind.

Wie der physische Leib bis zur Geburt von den Kräften der mütterlichen Hülle aufgebaut wird, so werden die Wachstumsprozesse nach der Geburt zunächst von den Vererbungskräften angeregt. Die eigenen bildenden, lebenspendenden Kräfte gestalten sich erst allmählich im Gegensatz zu den vererbten heraus. Die sich befreienden Lebenskräfte geben dem physischen Körper seine ganz bestimmte Konstitution. Einen Wachstumsabschluß zeigen sie im Herausbilden der zweiten Zähne als dichteste Einlagerungen des physischen Leibes. Daher wird das siebte Lebensjahr (Zahnwechsel) als Zeit der Geburt des eigenen Bildekräfteleibes betrachtet.

Das weitere Wachstum übernimmt der eigene Lebensbildekräfteleib, in der Geisteswissenschaft auch *Ätherleib* genannt; die Form jedoch

---

1 Siehe Merkblatt 40 »Die zweifache Abstammung des Menschen«, Reihe »Beiträge für eine bewußte Lebensführung in Gesundheit und Krankheit«, Bad Liebenzell, Verein für Anthroposophisches Heilwesen.

wird von der in den ersten sieben Lebensjahren herausgebildeten Tendenz geprägt. Den Ätherleib haben wir nicht mit dem Mineralreich, sondern nur noch mit den Pflanzen und Tieren gemeinsam.

Die bereits befreiten Wachstumskräfte können sich nun dem sinnbildlichen Vorstellen widmen: Das Kind wird lernfähig und damit schulreif.

Während der Ätherleib durch sinnvolle Beispiele, Bilder und Gleichnisse umgebildet wird und sich Gewohnheiten, Neigungen, Gedächtnis, Charakter und Temperament entwickeln, arbeitet das *Astralische* am Längenwachstum und der Ausgestaltung und Differenzierung der Organe und ihrer Funktionen. Es bereitet damit die Geschlechtsreife vor und löst sich unbemerkt als Seelenleben von den Lebenskräften ab.

Normalerweise tritt mit der Geschlechts- oder Erdenreife (14. Jahr) das Seelenleben, das Denken, Fühlen und Wollen beinhaltet, erstmals vollgültig in Erscheinung. Astrale Kräfte, das heißt Sternenkräfte werden geboren. Der Geistesforscher spricht daher vom *Astralleib* oder Seelenleib. Lust und Unlust, Schmerz und Freude, Triebe, Begierden und Leidenschaften sind ihm eigen. Außer uns haben ihn nur die Tiere.

Nun würde der Mensch seine Seelenkräfte aber so ausleben, wie die Natur sie ihm verliehen hat, wenn ihm nicht noch ein Viertes gegeben wäre: Auf der Grundlage des Seelenlebens erfährt er allmählich sein Ich.

Mit dem 21. Lebensjahr kommt es zum Abschluß des Längenwachstums und damit zum ersten ganzheitlichen Erleben des physischen Leibes für das Ich, welches als Geburt des Ich bezeichnet werden kann. Das Ich arbeitet nun an den drei zuerst entwickelten Wesensgliedern, dem physischen, ätherischen und astralischen Leib, um diese im Laufe der Entwicklung umzubilden, zu läutern und zu vergeistigen. Die Arbeit des Ichs geht bis in den physischen Leib hinunter, so daß sich dessen Physiognomie verändert.

Wir haben damit zunächst in einem Dreierschritt die leibliche Entwicklung, die sich etwa bis zum 21. Lebensjahr vollzieht, vor uns hingestellt. An diese schließt sich die eigentliche seelische Entwicklung bis zum 42. Lebensjahr an, auf die dann die geistige folgt, die mit dem Lebensende abgeschlossen wird.

Zwischen den beiden Polen von Geburt und Tod greift das Ich im Verlauf der Biographie vermittelnd ein. So können wir den Lebenslauf auch als Ichwirksamkeit verstehen lernen. Das Ich muß sich zunächst die leibliche »Hülle« erobern, dann in der Lebensmitte mit Hilfe dieses Leibesinstrumentes das innere Seelenleben entfalten und im letzten Lebensdrittel durch Herauslösen der leiblichen und seelischen Kräfte geistiges Wirken ermöglichen.

Somit ergibt sich innerhalb der menschlichen Biographie eine Dreigliederung in eine leibliche, eine seelische und eine geistige Entwicklungsphase, die auch durch die Begriffe Geburt, Lebensmitte und Tod bezeichnet werden können.

Um die Vielfalt der Entwicklung weiter zu gliedern, sei das Besprochene in vier weitere Hauptabschnitte unterteilt:

die Kindheit von der Geburt bis zum 14. Lebensjahr,
die Jugend vom 14. bis zum 28. Lebensjahr,
die Reifezeit vom 28. bis zum 42. Lebensjahr,
das Alter, das mit dem Tod endet.

Mit der Dreigliederung der leiblichen, seelischen und geistigen Entwicklungsphasen zusammen stellt diese vierfache Gliederung eine sich durchdringende Folge von zehn Schritten dar.

Die leibliche Entwicklung

Um die leibliche Entwicklung richtig verstehen zu können, müssen wir uns zunächst mit den Grundlagen der Dreigliederung des menschlichen Organismus vertraut machen. So wie im Lebenslauf eine Dreigliederung sichtbar wird, zeigt sich diese auch bei der menschlichen Gestalt.

Dabei erscheint der Kopf als Träger unserer Sinnesorgane und als Zentrum unseres Nervensystems. Beide bilden die Voraussetzung für geistige Eigentätigkeit, da sie Wahrnehmen und Vorstellen ermöglichen.

Die Gliedmaßen, Vorbedingung für unsere Bewegungsmöglichkeiten, und der Stoffwechsel, der Nahrungsaufnahme, -umwandlung und -transport bewerkstelligt, sind mehr dem Leiblich-Irdischen zugewandt und ermöglichen durch das Tätigwerden in der äußeren Welt die Entfaltung unseres Willenslebens.

Kreislauf und Atmung, eng miteinander verbunden durch den Austausch von Sauerstoff und Kohlendioxyd zwischen Lunge und Blutkreislauf, bilden das rhythmische System, das zwischen der geistig selbstbewußten und der leiblich-welt-orientierten Tätigkeit vermittelt. Als Träger unseres fühlenden Seelenlebens neigt es sich einmal in der sich abschließenden Antipathie mehr der Erkenntnis, in der sich öffnenden Sympathie mehr dem Wollen zu.

Diese Gliederung zeigt jeweils den Hauptsitz der drei Systeme auf, wobei man jedoch nicht vergessen sollte, daß sich im menschlichen Körper alle Systeme durchdringen, also das Blut auch durch Kopf und Gliedmaßen pulst und die Nerven bis in die Zehen hinunterreichen. Trotzdem läßt sich folgende Gliederung erkennen:

Kopf	Sinnes-Nerven-System	Vorstellen
Brust	Rhythmisches System	Fühlen
Gliedmaßen	Gliedmaßen-Stoffwechsel-System	Wollen[2]

Bereits in der Embryonalentwicklung zeigt sich diese Dreigliedrigkeit unseres Leibes in der Ausbildung der drei Keimblätter.

Neben dieser räumlichen Gliederung des menschlichen Körpers ergibt sich auch eine zeitliche. Wir erkennen in der frühen Kindheit ein Überwiegen der Ausbildung des Kopfes gegenüber der Ausbildung von Brustraum und Gliedmaßen. Den Kopf bringen wir bereits aus der vorgeburtlichen, »himmlischen« Entwicklung wie ein Siegel unseres bisherigen Werdeganges mit. Die Funktionen des rhythmischen Systems setzen exakt mit der Geburt als gegenwärtiges Vermitteln ein, während die Gliedmaßen als ein Zukünftiges heranreifen und ihr Längenwachstum erst im dritten Jahrsiebt abschließen.

Bis zum 21. Lebensjahr verändert sich das Verhältnis zwischen Kopf und Gliedmaßen von etwa 1:4 beim kleinen Kind zu 1:8 beim Erwachsenen. Wir sehen innerhalb der leiblichen Entwicklung von der Geburt bis zum Erwachsenenstadium wieder eine Dreigliederung vor uns, bei der das Haupt als Träger der Sinnesorgane das erste Jahrsiebt beherrscht, die Brustentwicklung eigentlich erst im zweiten Jahrsiebt beginnt und das Längenwachstum der Gliedmaßen mit dem Ende des dritten Jahrsiebts abschließt, so daß diese drei aufeinander folgenden Zeitabschnitte auch auf Grund der leiblichen Entfaltung von Kopf, Brustorganisation und Gliedmaßen die parallele Entwicklung von nachahmendem Vorstellen, Fühlen und Wollen verständlich machen.

KINDHEIT

Bereits bei der physischen Geburt zeigt sich der Unterschied zwischen Mensch und Tier. Während das Tier mit den Gliedmaßen voran geboren wird, kommt der Mensch in der Regel mit seinem Haupt zuerst auf die Welt. Das Haupt ist ein Abbild des Kosmos und Träger der Sinnesorgane. Man kann jedoch den ganzen Leib des Kleinkindes als ein großes Sin-

2 W. Bühler, Der Leib als Instrument der Seele in Gesundheit und Krankheit, 12. Aufl., Stuttgart 1993, Verlag Freies Geistesleben.

nesorgan auffassen, weil noch alle Einflüsse der Umgebung leib- und organgestaltend im Kinde wirken. Denn es ist bis zum Zahnwechsel die Hauptaufgabe des menschlichen Leibes, die physischen Organe auszuformen und bestimmte Tendenzen und Richtungen für die weitere Gestaltentwicklung aufzunehmen, die im Verlauf des Wachstums maßgebend bleiben.

Das Kind erlebt sich noch als Einheit mit der umgebenden Welt. Auch das Organ des Hauptes, das Gehirn, hat in dieser Zeit noch die Aufgabe, die mitgestaltende Umgebung spiegelnd in die leibliche Organbildung hineinzuführen. Erst später wird es Organ der Bewußtseinsbildung. Dies zeigt sich auch im nachweisbaren Abschluß der Gehirnreifung im sechsten Lebensjahr des Kindes.

Das Herausformen des Hauptes aus dem Kosmos[3] kann in dem Bild der »*Sixtinischen Madonna*« erlebbar werden. Raffael läßt aus dem Blau des Himmels, mit dem sich die zarten Schleier der Madonna fast übergangslos wie die sich formenden Hüllen des Menschenwesens verweben, sich immer stärker verdichtende Engelköpfe – oder auch Kinderköpfe – hervortreten. Aus dem Vorgeburtlichen scheint sich die Hauptesbildung des Menschenwesens heraus zu gestalten. Findet das zum Erdenleben erwachende Menschenkind das Bild der Sixtinischen Madonna in seiner näheren Umgebung, kann es wie eine Erinnerung an vorgeburtliche Zeiten wirken.

Die ersten drei Jahre

Das neugeborene Menschenwesen muß nicht nur sein Gehirn ausgestalten, sondern in den ersten drei Jahren auch die wichtigsten Fähigkeiten für sein ganzes weiteres Erdendasein erlernen: Gehen, Sprechen und Denken. Diese Menschheits-Talente unterscheiden uns vom Tier. Vor allem durch den Aufrichteprozeß erhebt sich der Mensch über das Ausgeliefertsein an seine organische Natur und seinen Bauplan. Durch eigene Arbeit stellt sich der Mensch in die vertikale Lage zwischen Himmel und Erde und gibt sich seine Gleichgewichtslage im Raum.[4]

Die Überwindung der Erdenschwere geschieht in Stufen: zunächst strampelt das Kind; dann beginnt es Gegenstände mit den Augen zu fixieren, den Kopf zu heben; beide Hände berühren sich und ergreifen

---

3 R. Steiner, Anthroposophie als Kosmosophie, Bd. II, S. 110, Dornach 1981, Rudolf Steiner Verlag.

4 Siehe Fußnote 1 in der dort genannten Schrift, Seite 14.

schließlich Gegenstände; der Gleichgewichtssinn ist jetzt so weit ausgebildet, das Rückgrat so gestärkt, daß das Kind sitzen kann; vom Kriechen über das Krabbeln gelingt es dem kleinen Kind, sich nach zahlreichen Versuchen endlich aufzurichten und die ersten freien Schritte zu machen.

Etwas von der Dynamik des Aufrichteprozesses können wir in den fünf griechischen Übungen der antiken olympischen Spiele wiederfinden, im Gehen, Laufen, Ringen, Diskuswerfen und im Speerwurf. In diesen fünf Übungen kann der Aufrichteprozeß vom Sich-Lösen von der Erdenschwere bis hin zur zielsicheren Willkürbewegung aus dem Bewußtsein heraus noch einmal innerlich nachvollzogen werden.

In der Regel ist das Erlernen des freien Laufens mit dem ersten Lebensjahr abgeschlossen. Der kindliche Wille hat den Leib in der motorischen Entwicklung voll ergreifen gelernt.

Das zweite, was das Kind in den ersten drei Jahren lernt, ist die Sprache. Durch sie setzt es sich seelisch zu seinen Mitmenschen in Beziehung. Beim Sprechen-lernen geht eine zunächst nur emotionale Äußerung des Schreiens in erste Lautbildungen, das Lallen, über. Im Silbensprechen wird dann die Lautbildung vom Atemstrom ergriffen, bis es schließlich in Wortbildungen zum Benennen der gegenständlichen Welt kommt.

Charakteristisch ist, daß die Wörter, entsprechend der physischen Entwicklung vom Haupt zu den Gliedmaßen, in der Reihenfolge Hauptwörter (Substantiva), Eigenschaftswörter (Adjektiva) und erst mit Abschluß des zweiten Lebensjahres die Tätigkeitswörter (Verben) gebildet werden. – Die Phase des Benennens geht in das eigentliche Sprechen über, wenn das Kind gelernt hat, einen ganzen Satz auszusprechen. Der Satz ist der ins Seelische hineingewandelte ganze Mensch mit Haupt, Brust und Gliedmaßen (Substantiv, Adjektiv, Verb).

Das Erlernen der Muttersprache ist durch den neuen Bezug zur Umwelt als eine seelische Hülle zu betrachten und dauert in der Regel die ersten sieben Lebensjahre an. Dieser Vorgang sollte nach Möglichkeit nicht durch zweisprachiges Aufwachsen gestört werden, da das Erlernen der Muttersprache etwas Grundlegendes für alle anderen Sprachentwicklungen bedeutet.

Im dritten Lebensjahr kommt es zur Ausbildung der Denkfähigkeit, welche im gegenseitigen Bezug von Bewegungsentfaltung und seelischem Welterleben entsteht. Karl König[5] schildert sehr eindrucksvoll,

---

5 K. König, Die ersten drei Jahre des Kindes, 10. Aufl., Stuttgart 1997, Verlag Freies Geistesleben.

wie sich aus der Motorik heraus in seelischer Sympathie und Phantasie der Bewegungstrieb im kindlichen Spiel fortsetzt, und das Kind aber auch die Welt schmerzvoll erlebt. Daraus entwickeln sich Erinnerung und Gedächtnis, und das Kind wird sich allmählich seiner selbst bewußt. Es ist ein tiefes Lebens-Geheimnis, daß das Kind in dem Augenblick, wenn es zu sich selbst »Ich« zu sagen beginnt, am Ende des dritten Lebensjahres die Lebenszeit abschließt, an die sich der Mensch normalerweise nicht mehr erinnern kann.

Wir können das so verstehen, daß der Mensch in den drei ersten Jahren seines Lebens mit seinem ganzen Wesen stärker an die geistige Welt angeschlossen ist, als das später der Fall ist. So spricht Rudolf Steiner davon[6], daß jeder Mensch in den ersten drei Jahren noch ein Gotteswesen ist und er eigentlich erst danach beginnt, Erdenmensch zu werden. Hier stoßen wir auf ein Geheimnis unseres Menschenwesens. Einerseits werden wir uns erst nach den ersten drei Lebensjahren unseres Ichs bewußt und haben von diesem Zeitpunkt an Erinnerungen, andererseits vollbringen wir nie mehr im Leben solch eine Leistung wie in den ersten drei Jahren unseres Lebens, in denen wir gehen, sprechen und anfänglich denken lernen. Muß hier nicht ein höheres Wesen, kosmisch geblieben und noch nicht individualisiert, das heißt zu groß und kraftvoll für das Gefäß unseres Leibes, gewaltet haben? Dieses höhere Ich hat uns für das Leben vorbereitet. Vom vierten Lebensjahr an macht es Platz für unser irdisches Bewußtsein, begleitet uns aber durch das ganze Leben wie unser Engel oder Genius. Das Kind beginnt im 3. Lebensjahr, sich auf sich selbst bezogen zu erleben. So wird nun auch die um das dritte Lebensjahr auftretende Trotzphase verständlicher.

Das erste eigenbezogene Wollen und Fühlen des Kindes ist noch ungeordnet und unbeherrscht. Es bedarf der Zeit des Erlernens und deshalb des Schutzes. Diese Phase darf nicht mutwillig unterbrochen werden, wenn das Kind nicht Schaden erleiden soll. Es ist kein »Eigensinn«, der sich hier auslebt, sondern der erste Versuch, das Erleben des eigenen Wesens mit dem der Umgebung abzustimmen. Auch für den Erwachsenen, der die Trotzphase an einem Kind erlebt – vielleicht zum ersten Mal erlebt –, ist die Erfahrung bereichernd, daß er von jetzt an Rücksicht auf das Wollen und Fühlen eines anderen Menschen zu nehmen hat.

6 R. Steiner, Die Mission der neuen Geistesoffenbarung, S. 65, Dornach 1975, Rudolf Steiner Verlag.

Das Kleinkind

Was für die ersten drei Lebensjahre gilt, ist im erweiterten Sinn für die ganze Kindheit maßgebend. Das Haupt mit seinen Sinnesorganen vermittelt nun die physische Außenwelt, die mit ihren Kräften und Elementen aufbauend in den physischen Leib hineinwirkt und die Organe in ihrer Form prägt. Zumindest werden in dieser Zeit Tendenzen vorgegeben, die später nicht mehr zu verändern sind. Deshalb ist es für die Ausbildung der physischen Organe nicht gleichgültig, welche Eindrücke die Sinne empfangen.

Die Elemente Wärme, Luft, Wasser und das irdisch Feste der Außenwelt sind am Gestaltaufbau des Kindes beteiligt. So bilden Wärmeprozesse, die sich in jedem Organ anders entfalten, einen verhältnismäßig unabhängigen Wärmeorganismus, der beim Kleinkind noch besonders empfindlich auf Einflüsse von außen reagiert. Dieser unsichtbare, den ganzen Körper durchdringende Wärmeorganismus wird vor unvorhersehbaren oder auch falsch eingeschätzten Veränderungen der Umgebungstemperatur durch warme, aber luftdurchlässige Kleidung aus Wolle, Baumwolle und später auch aus dem für die empfindliche Haut des Kleinkindes noch zu harten Leinen geschützt.

Die von der Wärmebildung des Fiebers begleiteten Kinderkrankheiten, bei denen auch Ausschläge vom Kopf zu den Gliedmaßen hin den Leib ergreifen, treten auf Grund inkarnationsbedingter Wesensveränderungen des Kindes auf, um den vorhandenen, nicht mehr angemessenen Leib umzubilden.[7] Die Kinderkrankheiten lassen sich geradezu nach den vier Elementen gliedern. So weist der Scharlach mit seinem hochroten Hautausschlag und der starken Fieberentwicklung auf seine Beziehung zum Feuerelement hin. Die Beteiligung des Luftelements erleben wir zum Beispiel im Keuchhusten oder in häufig auftretenden Racheninfekten. Bei den Masern scheint das wäßrige Element mit Schnupfen, aufgequollenen Gesichtszügen und den Schleimabsonderungen der begleitenden Bronchitis vorwiegend beteiligt. Diese fieberhaften Kinderkrankheiten werden gefährlich und können zu Folgekrankheiten wie der Hirnhautentzündung führen, wenn das Fieber unterdrückt und nicht als Heilfaktor angesehen wird. Als letztes Element ist das Erdige zu erwähnen, bei dessen Mangel es zu ungenügendem Festwerden u. a. der Knochen des Kopfes kommt (Rachitis).

---

7 Siehe Merkblatt Nr. 114, »Kinderkrankheiten haben einen Sinn«.

Die Elemente vermitteln zwischen Umwelt und Kind. Das geschieht nicht nur durch die Ernährung mit qualitativ hochwertigen Nahrungsstoffen, sondern auch durch die spielende Betätigung des Kindes mit den Elementen Luft, Wasser, Erde und Feuer. Auch die Steigerung der Wärme, das Feuer, möchte das Kind kennenlernen. Unter Anleitung sollte es der Erzieher gewähren lassen. – Im Spiel kommen die Elemente dem Kind zum Erlebnis, was durch Spielzeug aus natürlichem Material wie Holz, Wolle oder Seide noch gefördert werden kann. Dieses Material ist noch gestaltungsfähig, um ein Schiff, ein Haus oder eine Puppe darzustellen. Die Phantasie muß an seiner Vervollständigung noch arbeiten, was wiederum anregend auf die Lebenskräfte des Kindes und auf die Bildung seiner Organe, besonders auf das Gehirn, zurückwirkt.

Die Kinder sind noch eng mit der Natur verbunden. Wie gern sammeln sie beispielsweise Moos, Blätter, Zweige, Tannenzapfen, Kastanien, Steine, Muscheln, Baumrinde oder pflücken Blumen! Die glatte, glänzende Kastanie in der Kinderhand, das weiche Moos, ein über den Waldweg laufendes Reh – alles wird zum Erlebnis, das ein Leben lang in Erinnerung bleibt. Wie stark werden die Jahreszeiten und die mit ihnen verbundenen Feste wie Ostern oder Weihnachten von Kindern miterlebt! Das Kind nimmt damit regen Anteil am Leben der Welt- und Naturwesen. Das Ausgestalten von Festen im Jahreslauf, die Unterscheidung der Wochentage nach ihrer Bedeutung durch Farben, Verse und das Erzählen alter Volksmärchen sollte jedem Erzieher ein unverzichtbares Anliegen sein, um das Erleben der Elemente, der Jahreszeiten, der Natur mit ihren Bildekräften in unvergeßliche Bilder zu verwandeln.

Der Umgang mit Kindern verlangt vom Erwachsenen, daß er sich trotz aller Schwierigkeiten, die er selbst hat, immer wieder zu wirklicher Heiterkeit, zu Freude und Vertrauen in die Zukunft durchringt, denn Kinder haben ein Gespür für unausgesprochene Gedanken in ihrer Umgebung. Sie lösen sich mit dem Abschluß des dritten Lebensjahres nicht abrupt von ihrer geistigen Herkunft. Vater und Mutter werden zu Stellvertretern geistiger Wesen wie der Erdenmutter und dem Himmelsvater. Feen, Elfen, Zwerge oder Gnome der Märchen sind für Kinder dieses Alters noch wirkliche Wesen.

Alle diese Bereiche breiten um das kleine Kind schützende Hüllen, die am Leib und seinen Organen bilden. Sind diese Hüllen zu schwach ausgebildet oder fehlen sie gar, was leiblich durch schlechte Nahrungsqualität, seelisch durch Beziehungslosigkeit der umgebenden Menschen, durch schockartige Erlebnisse wie Streit, zu starke Einflüsse von Maschinen, besonders auch von Radio oder Fernsehen möglich ist, wobei technische Einrichtungen oft die Beziehungen zu Menschen ersetzen, so kommt es zu frühkindlicher Angst als Ausdruck für Geborgenheitsverlust, indem das Kind statt einer tragfähigen wesenhaften Beziehung zu früh eine seelenlose technische Umwelt erlebt. Das empfindende Miterleben des Kindes mit seiner Umgebung, die Nachahmung, findet keine Möglichkeit, sich auszuleben, oder das Kind ahmt nach, was nicht nachahmenswert ist. Dadurch fühlt sich das Kind in seinem Tun gehemmt und erlebt sich zu früh auf sich selbst verwiesen. Wenn wir zu früh mit begriffsmäßigen Erklärungen erziehen, wird das Kind zu schnell intellektuell, während die kindliche Erfahrungsbildung unterbleibt.

Darin liegt oft eine Hauptursache für Entwicklungsstörungen, Ängste, Schlaflosigkeit, Eßstörungen und schlechtes Benehmen. Der Leib des Kindes ist eben ein Sinnesorgan für die Welt. Das Kind lebt im Tun, nicht im Denken wie der Erwachsene. Die genannten Störungen beim Kind verweisen uns Erwachsene meist auf uns selbst zurück, wenn Abhilfe geschaffen werden soll. So kann das Kind für einsichtsvolle Erzieher selbst zum Erzieher werden, kindgemäße Betätigungsmöglichkeiten und eine harmonische Umweltgestaltung herbeiführen zu helfen.

Was es – nach allem Ausgeführten – allein schon bedeutet, wenn ein Kind fernsieht, braucht kaum noch verdeutlicht zu werden. 25 Bilder pro Sekunde, von denen jedes aus fast einer Million aufblitzender Einzelpunkte zusammengesetzt ist, müssen nicht nur zum Ruin jeder lebendigen Bildetätigkeit für die Sinnesorgane führen, sondern auch den Stoffwechsel als Träger unseres Willenslebens schädigen. Dadurch eignet sich der Heranwachsende ein mehr und mehr passives Verhalten an, durch das er sich später in der eigenen Willensentfaltung gelähmt erlebt.[8] Es ist schwierig, solche frühkindlichen Schäden später wieder auszugleichen. Deshalb sind sie auch so schwerwiegend. Es kann deshalb nicht oft genug darauf hingewiesen werden, daß die Hauptaufgabe des Erziehers darin liegt, sich in die Kleinkindentwicklung liebevoll einzufühlen, sich in die Tätigkeitswelt des Kindes einzuleben und das Kind fördernd und unterstützend zu begleiten; können wir doch in der uns so gegensätzlichen Welt des Kindes noch ein reales Eingreifen der geistigen Welt in unsere Erdenwelt erleben und studieren.

---

8 Siehe Merkblatt 141, »Kinderfernsehen ist nichts für Kinder«.

Das Schulkind

Vom Schulkind sprechen wir vom siebten Lebensjahr an – mit dem Beginn des Zahnwechsels. Der Zahnwechsel stellt einen ersten Abschluß der leiblichen Gestaltbildung dar. Auch das Gehirn zeigt einen Reifungsabschluß, der im Elektroencephalogramm (EEG) feststellbar ist und das Gehirn zum Spiegelungsorgan für Bewußtseinsvorgänge macht.

Ein Teil der Bildekräfte, die bisher den Leib gestalteten, werden jetzt frei für die innerseelische Entwicklung, das heißt, daß die Bildekräfte, die bisher im Leiblichen Zelle an Zelle gefügt haben, die Seele nun befähigen, Gedanken an Gedanken zu reihen und damit zu bestimmten Begriffseinheiten zu kommen, die im Gedächtnis behalten werden können.

An einem Phänomen wie der Legasthenie verdeutlicht sich dieser Zusammenhang. Bei dieser Schwierigkeit, das Schreiben und Lesen zu erlernen, handelt es sich um ein spiegelbildliches Vertauschen der Buchstabenformen. Beispielsweise wird aus einem d ein b oder aus einem p ein q. Auch ganze Wörter werden spiegelbildlich verkehrt; aus dem Wort *ein* kann zum Beispiel *nie* werden. Aber nicht nur rechts und links, sondern auch oben und unten werden vertauscht, wie es bei b und p möglich ist. Das entspricht genau der Anordnung der Zähne, die rechts und links und ebenso oben und unten in der Reihenfolge der Zahntypen spiegelbildlich gleich sind. Beim Legastheniker ist also die Ablösung der Bildekräfte von der Zahnbildung in die Vorstellungstätigkeit noch nicht genügend vollzogen, welche normalerweise mit dem Zahnwechsel eintritt.

Für das lernfähige Kind setzt eine neue Phase der Entwicklung ein. Das Kind interessiert sich für gedanklich herstellbare Zusammenhänge. Es wiederholt oft dieselben Fragen, worin sich zeigt, daß dieses Geschehen noch ganz in den Atemrhythmus eingebettet ist. Außerdem macht dieses Fragen-Stellen deutlich, daß das Kind lernen will, was zu den Grundzügen unseres Menschseins gehört.

Neben die Eltern tritt nun als Erzieher der Lehrer. Das Kind befindet sich, eingebettet in die Familie, nun nicht mehr nur wie bisher in einem Abbildungsverhältnis zur Welt (Nachahmung), sondern nimmt den persönlichen Kontakt zum Lehrer auf. Der Lehrer hilft dem Kind, seine seelischen Kräfte durch das Lernen zu entwickeln und zu vermehren. Er wird zum Vorbild und zur Autorität (lat. auctoritas = Vermehrung).

Lernten wir die Kleinkindentwicklung am Vorherrschen der Hauptesbildung in dieser Zeit verstehen, so tritt beim Schulkind nun ein Vorherrschen der Brustorganisation in Erscheinung, welche sich unter anderem durch die Bildung der Taille, das Absetzen der Brustorganisation vom Rumpf zeigt. Daran wird auch ein Eingreifen des rhythmischen Systems, vor allem der Atmung deutlich.

Das rhythmische Geschehen ist auch an dem Hin- und Herpendeln zwischen der Einbettung in die Welt der Familie und dem Heraustreten in die Welt des Schulalltags zu erkennen, wobei nun die Glieder tätig lernend das Neue ergreifen. So steht das Schulkind, menschenkundlich betrachtet, zwischen Haupt- und Gliedmaßenentwicklung. Der Rhythmus vermittelt gleichgewichtsbildend zwischen beiden Polen durch ständiges Beschleunigen (Glieder) und wieder Abbremsen (Haupt). So gewahrt man beim Schulkind auch die Tendenzen der Akzeleration und Retardierung in dem spielerischen Element des Weglaufens und Wiederkommens. Die ständig sich wiederholenden Fragen setzen dieses rhythmische Tun nach innen in die Seelenentwicklung hinein fort.

Es bilden sich so zwei Konstitutionen bei den Schulkindern heraus, einerseits die gliedmaßenbetonten kleinköpfigen Kinder und andererseits die mehr kopfbetonten großköpfigen Kinder. Diese konstitutionellen Anlagen, die sich aus einem stärkeren oder schwächeren Lösen der Bildekräfte vom Haupt und ihrem Hineinwirken in die Glieder ergeben, treten im Seelischen als die verschiedenen Temperamente in Erscheinung.

Gliedmaßenbetonte kleinköpfige Kinder zeigen ein mehr sanguinisches, weltorientiertes Temperament, indem sie das Beschleunigende in ihrer Entwicklung hervortreten lassen. Großköpfige Kinder sind dagegen phantasievolle, auf sich selbst bezogene Melancholiker und kehren damit das Verlangsamende des Hauptes in ihrer Entwicklung hervor. Sie gelten als sogenannte Spätentwickler.

Wollen wir die vier Temperamente menschenkundlich verstehen, so können wir sagen, daß der Melancholiker zwar in der Vorstellung wach, jedoch noch ganz mit seiner Leibes- beziehungsweise Hauptesentwicklung beschäftigt ist; der Sanguiniker schläft noch mehr, lebt dafür aber in seinen unbewußten Willensvorgängen, die sich der Glieder bedienen, und ist welt- und außenorientiert. Noch deutlicher wird dieser innerliche Gegensatz, wenn wir den Phlegmatiker und den Choleriker betrachten. Ersterer lebt noch ganz in den unbewußten ernährungsbedingten Stoffwechselvorgängen und in den Wachstumsprozessen. Er schläft daher am meisten. Der Choleriker dagegen treibt sein Seelisches im Ergreifen seiner Willenstätigkeit aus dem Stoffwechsel heraus und in die Glieder hinein.

Der Sanguiniker als das eigentlich kindgemäße Temperament ist mehr im Luftigen auf dem Weg vom Haupt zu den Gliedern zu suchen. Da die Bildekräfte im Wachzustand frei im Vorstellen des Hauptes leben, im Schlafzustand unbewußt im Willen der Stoffwechselprozesse, können wir sagen, daß das, was beim Phlegmatiker noch im Wäßrigen des Stoffwechsels schläft, beim Melancholiker im Festen des Hauptes zu sich selbst erwacht. Was sich beim Sanguiniker noch unbewußt rhythmisch atmend in der Gliedmaßenbetätigung auslebt, wird beim Choleriker willentlich wach durchdrungen und ergriffen. So erleben wir in den Temperamenten des Kindes auch wieder die Elemente, die im Seelischen als Erdiges beim Melancholiker, als Wäßriges beim Phlegmatiker, als Luftiges beim Sanguiniker und als Feuriges beim Choleriker in Erscheinung treten.

Ein gesunder Rhythmus zwischen Kopf- und Gliedmaßenbildung, die erst von der Pubertät an langsam ergriffen wird, hat in der Pädagogik zum Begriff der »Atemreife« für diese Entwicklungsphase geführt.[9] Das Schulkind ist somit eigentlich ein atmendes Wesen. Da im Atem innere Heilungskräfte verborgen sind, ist das zweite Jahrsiebt die gesündeste Zeit unseres Lebens. Deshalb kann Erziehen auch als ein im Sinne des Atmens rhythmisches Hereinarbeiten der Lebenskräfte vom physischen Leib in das Seelische verstanden werden, wie es am Beispiel der Temperamente zu zeigen versucht wurde. Im Aufbau innerer, seelischer Fähigkeiten und eines neuen Bezugs zur Umwelt kann auch eine Beziehung dieser Entwicklungszeit zum zweiten Lebensjahr gesehen werden.

Die Pubertät

Mit der Geschlechtsreife, die ungefähr im 14. Lebensjahr, bei Mädchen oft schon im 12. Jahr, eintritt, kommt es zu einem weiteren Abstieg des Menschenwesens von der Brust in die Bauchregion hinunter. Der Inkarnationsprozeß ergreift die Nierenregion, das Urogenitalsystem, und damit das Zentrum der Blutkräfte innerhalb der Stoffwechselregion, dem Bereich des Willens. Diese Blutkräfte müssen noch vor dem Ergreifen des Knochenmenschen in der Gliedmaßenregion entfaltet und beherrscht werden.

Bei diesem Abstieg in die Erdenregion, die erst im Gliedmaßenknochen erreicht wird, entwickelt sich das bisher einheitliche Kindeswesen

---

9 H. Müller-Wiedemann, Mitte der Kindheit, 4. Aufl., Stuttgart 1994, Verlag Freies Geistesleben.

gegensätzlich zur Trennung der Geschlechter hin. Die Mädchen steigen dabei weniger stark auf die Erde herunter als die Jungen. Dies zeigt sich darin, daß die Mädchen die ursprüngliche Brustatmung behalten, während die Jungen die Bauchatmung entwickeln. Zudem deutet der Stimmbruch des männlichen Wesens auf ein Hinabgreifen in die Bauchregion hin, was wie ein Abstieg des geistigen Menschenwesens in die Stoffwechselregion empfunden werden kann. Oft haben die Knaben auch ein stärkeres Längenwachstum als die Mädchen, die rundlicher (kosmischer) bleiben.

Überhaupt ist die Pubertät durch das größte Längenwachstum gekennzeichnet. Der Schwerpunkt des Körpers wandert vom Kopf über die Wirbelsäule bis hinunter ins Kreuzbein, was auch als Ausdruck der ins Irdische absteigenden Inkarnation des Ichs gewertet werden kann. Die Geschlechtsreife ist auch die Zeit der größten relativen Beinlänge gegenüber der kleinsten relativen Rumpflänge (leptosome Konstitution).

Die im Blut wirksamen Stoffwechsel-Willenskräfte ergreifen nun auch den Bewegungsmenschen in den Gliedmaßen. Zunächst geschieht das mehr von außen. Es kommt zu den ungelenken Bewegungen der sogenannten »Flegeljahre« mit schlaksigem Gang, Hängenlassen der Glieder und fehlender Aufrichtung, dem sogenannten Rundrücken. Die Gliedmaßenregion, die beim Gehenlernen des ersten Jahres maßgebend beteiligt war, muß auf dieser Stufe vom Willen neu ergriffen werden. Gelegentlich können in dieser Zeit auch Gelenkentzündungen (Polyarthritis) oder vorübergehende Bewegungsstörungen (Tic, Chorea) auftreten.

Das Nicht-Ergreifen der Geschlechtsrolle zeigt sich beim Mädchen vor allem im Krankheitsbild der Pubertäts-Magersucht, die unter anderem mit einem gesteigerten Bewegungsdrang einhergeht. Die Seelenkräfte verbinden sich nur dann harmonisch mit der Willensregion, wenn es gelingt, die Eisenkräfte im Blutprozeß zu ergreifen. Was sich seelisch in gereizt-aggressiven Auseinandersetzungen oder rasanten Fahrten mit dem Stahlroß ausdrückt, zeigt sich körperlich oft in der Pubertäts-Akne, den sogenannten Pickeln. Der stärkere oder schwächere Eisenimpuls macht uns deutlich, inwieweit das Ich im Blut anwesend ist, was beim schamhaft-empfindsamen Erröten oder dem scheu sich-zurückziehenden Erbleichen zum Ausdruck kommt. Dieser Vorgang wird gerade in der Pubertät verstärkt erlebt. Ein ausgeprägter Eisenmangel kann bei Mädchen zusammen mit dem Einsetzen der Periodenblutungen zu einer deutlich auftretenden Anämie oder Chlorose (Bleichsucht) führen.

JUGEND

Durch das Ergreifen der Blutskräfte in der Pubertät kommt es seelisch zu einem ersten Selbsterleben. Mit dem Hinabsteigen des Ichs in die Willensregion ist das Herausarbeiten des Seelischen aus der Leibesorganisation weitgehend abgeschlossen. Die Seelenkräfte werden frei und erleben sich im Blut. Zum erstenmal fühlen wir uns auf uns selbst gestellt, aber auch in die Welt hinausgeworfen, heraus aus der geschützten Welt unserer Kindheit. Wie die Niere das Organ der Absonderung ist, tritt mit dem Ergreifen dieser Region auch seelisch ein Sonderungsprozeß zwischen Selbst und Welt in Erscheinung, welcher uns erstmals auf uns selbst stellt. Wir erleben uns abgesondert von der Welt; wir stehen ihr fremd gegenüber. Aber auch uns selbst gegenüber erleben wir uns neu als Mann oder Frau, wobei die geschlechtliche Identität erst errungen werden muß.

Die Pubertätskrise ist somit eine Identitätskrise, die mit den grundlegenden Fragen unseres Lebenslaufes und unseres Menschseins überhaupt verbunden ist: Woher komme ich, wohin gehe ich, wer bin ich selbst? Damit kann der Pubertätszeitpunkt auch als der eigentliche Beginn unserer bewußten Biographie verstanden werden.

Die physiologische »Zerreißprobe« der größten Spanne zwischen Kopf und Gliedmaßen zeigt sich im seelischen Erleben als Spannung zwischen Intellektualität und Sexualität, zwischen Bewußtsein und unbewußtem Triebleben. Seelisch erleben wir in den Bereichen des Fühlens und Wollens zum erstenmal unsere Egoität.

Die Spannung in unserem Seelenleben, die vom Ich noch nicht ausgeglichen werden kann, wird auch in der Zwiespältigkeit unserer Gefühle deutlich. Es wechseln schroffe Rückzugstendenz und melancholisches Grübeln mit eruptiv dranghaftem Weltbegehren, welches sich zunächst auf die Partnersuche bezieht, miteinander ab. Zarte Empfindsamkeit mit Suche nach Zuwendung und Verstandenwerden wechselt mit krasser Ablehnung der anderen und Widerspruch um jeden Preis. Neben Rivalitätsproblemen gegenüber Altersgenossen ergeben sich Autoritätsprobleme gegenüber Älteren und damit auch die bekannte Ablösungsproblematik vom Elternhaus.

Die verlorene Einheit des Welterlebens des Kindes muß erst wieder durch die Ideale der Jugend neu errungen werden. Vor allem im Ideal der ersten Liebe und Menschenbegegnung bei der Partnersuche deutet sich das Reifungsziel einer neuen Verbindung mit Welt und Mitmensch an. Dieses Ziel kann allerdings erst aus der harmonisierenden Kraft unserer Ichmitte erreicht werden. Die Spannung in unserem seelischen Erleben entsteht durch das Erwachen des triebhaften Willenslebens, das uns einst wachsen ließ, sich mit der Geschlechtsreife aus dem Leibe gelöst hat und uns nun ein leibbezogenes Selbstgefühl vermittelt.

Diese Triebkräfte ergreifen unsere Gliedmaßen und treiben uns in die Welt hinaus. Wir sprechen daher vom Sich-treiben- oder Sich-gehen-Lassen, womit wir meinen, daß die freigewordenen Willenskräfte noch ganz sich selbst überlassen sind, ohne von der Kraft des Ichs gezügelt und geführt zu werden.

Nehmen wir das Wort Sünde nicht im moralischen Sinne, sondern als Sonderung des Menschen von seiner Gottnatur (Kindheit), so können wir die Pubertätsproblematik auch als Spiegelung des Sündenfalls erleben, als Hineingeführtwerden in die Welt der Sinnlichkeit mit ihren Versuchungen, ihren Entscheidungsmöglichkeiten zwischen gut und böse. Wir erleben diese Versuchungen im Seelischen als leidenschaftliche Begierde, rauschhaftes Erleben oder als innere Leere mit einem Gefühl der Ohnmacht. Gerade in der Phase der Ernüchterung kann die eigene Unvollkommenheit und die Unreinheit der Welt erlebt werden, der man sich in einem asketischen Reinheitsbestreben wieder entziehen möchte; dies kann bei starker Triebhaftigkeit zu zwanghaften Tendenzen, wie beispielsweise dem Waschzwang, führen. Die polaren Spannungen unserer Seelenkräfte vermag erst unser Ich durch eine neue Identitätsfindung auszugleichen. Durch diese Ichwirksamkeit werden die freigewordenen Seelenkräfte allmählich beherrscht; die Spannung und Labilität der Pubertätszeit wird bis zum 21. Lebensjahr gelöst.

Die freigewordenen Seelenkräfte möchten sich in einer Weltbegegnung neu erfahren und mit der Welt verbinden. Durch eine künstlerische Betätigung kann das gefördert werden. Sie stellt deshalb für die Pubertätszeit eine große Hilfe dar.

Die Identitätsfindung ist in Frage gestellt, wenn die Welterlebnisse außer vorübergehenden Sensationen nichts vermitteln. Der seelischen Entwicklung droht dann die Gefahr, daß die Seelenkräfte in den Leib zurücksinken. So kann aus einer fehlgeleiteten Sehnsucht nach der Welt eine leibgebundene Suchtentwicklung entstehen mit sexueller Verwahrlosung, Einnahme von Rauschgift, Alkoholkonsum; aber auch mit so harmlos erscheinenden Passivitäten wie zu häufigen Kinobesuchen oder täglich stundenlangem Fernsehen. All das führt aber wiederum zu einer Schwächung unseres gerade freigewordenen Willenslebens.

Kann der Mensch durch zusätzliche äußere Spannungen, Milieuschädigungen oder innere Belastungen die seelische Zerrissenheit nicht mehr ertragen, so ist der Ausbruch einer Psychose (Schizophrenie) möglich, welche oft als Pubertätskrise beginnt. In der Psychose kann das Willensleben vom Menschen nicht beherrscht bzw. geführt werden; es wird tobsüchtig und wirkt zerstörend auf das Seelenleben im Sinne einer Rückentwicklung ein, die vom Erwachsensein über die Jugend bis in das Kindheitserleben zurückführen kann. Eine solche Erkrankung kann die bevorstehende Ichgeburt im 21. Lebensjahr beeinträchtigen oder gar verhindern, wodurch die harmonische Weiterentwicklung des Menschen erheblich erschwert wird.

In jedem Fall ist die Zeit bis zum 21. Lebensjahr mit einer Reifekrise verbunden, die oft mit 18 Jahren stattfindet. Wir müssen uns von Altem lösen und sehen neue Ziele nur in Form von Idealen vor uns, die in der Zukunft erst errungen werden wollen. In solchen Übergangszeiten, wie im 18. Lebensjahr, leuchtet jedoch immer etwas von unserem höheren Wesen, unserem Genius in uns auf, an dem wir uns unbewußt orientieren können.

Mit 18 Jahren durchschreiten wir unseren 1. Mondknoten*. Dies bedeutet eine Begegnung zwischen den Kräften, die uns bisher getragen haben, und denen, die uns mit der Zukunft verbinden wollen. Zu diesem Zeitpunkt findet ein Herauslösen aus den leiblichen Bindungen statt, beispielsweise das Verlassen des Elternhauses. Wir sehen uns aber auch dem eigenen Leiblichen durch ein erstes Erleben der Knochen- oder Todeskräfte gegenübergestellt.

Aus der Überwindung der geschilderten Spannungen der Pubertätszeit erwächst eine erste Festigung der Seelenkräfte des Denkens, Fühlens und Wollens. Im Denken gelangen wir zu einem ersten Aufbau eines subjektiven Weltbildes oder Bekenntnisses; im Fühlen erleben wir eine erste Liebe, die in ihrer Ursprünglichkeit einmalig und unwiederholbar erscheint und gelegentlich zu einer Frühehe führt; im Willensbereich kommt es zu einer ersten Berufsorientierung oder -findung, wobei sich die Berufswahl später noch grundlegend ändern kann. Wir erleben seelisch die Einmaligkeit und Unverwechselbarkeit unseres Menschenwesens, auch dem anderen gegenüber. Damit verbundene notwendige Enttäuschungen, zum Beispiel nach dem Ende einer ersten Liebe, können zur Auseinandersetzung mit der Möglichkeit des Todes führen. Es kön-

---

* Mondknoten = Genau alle 18 Jahre, 7 Monate und 9 Tage kehren die beiden Schnittpunkte der Mond- und Sonnenbahn in diejenige Stellung im Tierkreis zurück, die sie bei der Geburt eines Menschen innehatten. Rudolf Steiner spricht vom »Atmen des Makrokosmos«, das nach dieser Zeit jeweils die gleiche Phase erreicht.

nen sich krisenhaft Selbstmordgedanken, ja sogar -absichten entwickeln. Dies hängt auch zusammen mit einem ersten ahnenden Erleben unseres Knochenmenschen. Dieser wird im 21. Lebensjahr ergriffen. Mit dem Ende des Längen- und Knochenwachstums als härtestem Stoff unseres Leibes erleben wir unseren physischen Leib erstmals als ganzheitliche Gestalt; dies wird Grundlage für unser Ich-Erlebnis. Wir sprechen deshalb im 21. Lebensjahr von der Ich-Geburt des Menschen. Damit sind wir am Ende der leiblichen Entwicklung angekommen. Seelisch bedeutet das Freiwerden der Gleichgewicht schaffenden Ichkraft, die zum Abschluß des Knochenwachstums führt, die Bildung eines Kerns innerhalb der Seelenfähigkeiten.

Das Ich-Erleben stützt sich seelisch auf die Blutzirkulation, physisch auf den Knochenmenschen, während sich das Ich als Geistwesen allein nur selbst erfassen kann.

Die Verwandlung der Seelenfähigkeiten durch die harmonisierende Ichkraft wird erst nach Abschluß der leiblichen Entwicklung und dem damit verbundenen Ergreifen des ganzen Leibes als Instrument möglich. Mit dem 21. Lebensjahr sind wir im eigentlichen Sinn des Wortes erwachsen geworden. Menschenkundlich tritt die Volljährigkeit daher erst mit dem 21. Lebensjahr ein.

Die seelische Entwicklung

Durch die Arbeit unseres Ichs kommt es nicht nur zu einer Harmonisierung, sondern auch zu einer Verwandlung unserer Seelenkräfte. Die seelische Entwicklung entfaltet sich in der Zeit vom 21. bis zum 42. Lebensjahr, also um die Lebensmitte als dem eigentlichen Bereich der Ichwirksamkeit in unserem Erdenleben. Ebenso wie die leibliche Entwicklung zeigt auch die seelische eine Dreigliedrigkeit, die sich, entgegen der leiblichen, von außen nach innen zu unserem Wesenskern hin verinnerlicht.

Im *4. Jahrsiebt* entzündet sich auf der Grundlage unseres Stoffwechsel-Gliedmaßen-Menschen die *Empfindungsseele* am Welterleben und drängt willenshaft zu neuen Welterfahrungen und -begegnungen. Wir können deshalb von Empfindungsseele sprechen, weil unser Wille an der Welt Wahrnehmungen entwickelt. Zunächst geschieht dies durch die Sinnesorgane. Dabei arbeitet das Ich das an der Weltwahrnehmung entstehende Empfindungsleben zunehmend aus der Leibgebundenheit heraus und befreit es.

Im *5. Jahrsiebt* klärt, beruhigt und ordnet sich der Sturm und Drang des Erlebens der Welt durch die Entwicklung des Denkens. Dadurch kommt es zu einer Verinnerlichung und Verarbeitung des Erlebten in eigene Gefühle und aus der Lebenserfahrung heraus zu einem eigenen Weltbild. Menschenkundlich gelangen wir in die Region unseres Herzens (Brustmitte) als dem seelischen Erlebensraum unserer Freiheit. Der Begriff der *Verstandes- und Gemütsseele* weist dabei in seiner Dualität sowohl auf die Entwicklung der Denkkräfte als auch die Verinnerlichung des Gefühlslebens, unsere Gemütskräfte, hin.

Im *6. Jahrsiebt* führt die Entwicklung der *Bewußtseinsseele* schließlich zu einer rein geistigen Selbsterfahrung (Kopf) durch das Erwachen unserer eigentlichen Ichwirksamkeit. Aus der am Leib erfahrenen Weltorientierung des Seelenlebens wird geistorientierte Selbsterfahrung.

Die Empfindungsseele (21.–28. Lebensjahr)

Das Seelenleben der Empfindungsseele erwacht in der Sinnenwelt, die uns unsere Sinnesorgane vermitteln. Die dadurch ausgelösten Sinnes-Empfindungen tragen die Qualität des äußeren Weltgeschehens ins Seelenleben herein, ohne sich jedoch zu tieferen Gefühlen zu verdichten. Abenteuerlust treibt uns vom Elternhaus weg in die Welt. Es beginnen die »Lehrjahre«, in denen wir durch unser Erleben an der Welt Erfahrungen sammeln (Lernen). Wir interessieren uns für die Welt, in der wir immer wieder neue Eindrücke gewinnen. Von einer unbestimmten Sehnsucht getrieben, erfahren wir neben immer neuem Weltbegehren aber auch Weltschmerz.

Das Seelenleben zeigt in dieser Zeit eine große Empfindsamkeit für die Eindrücke. Das kann zu überschwenglicher Schwärmerei, aber auch zu einer gewissen Oberflächlichkeit und Sprunghaftigkeit führen. In dieser Zeit der Romantik ist Schwärmen und Ausschwärmen berechtigt. In freundschaftlichen Beziehungen und Romanzen lernt die Seele sich selbst in ihren Beziehungen und Begabungen kennen.

Der junge Mensch wird aber nicht nur von anderen Menschen, sondern auch von der Natur, Kunst (Malerei, Musik, Literatur und Theater), fernen Ländern und Völkern angezogen. Die eigentliche Frage der Empfindungsseele lautet: »Wie erlebe ich die Welt und an der Welt mich selbst?«[10]

---

10 R. Treichler, Die Entwicklung der Seele im Lebenslauf, 5. Aufl., Stuttgart 1995, Verlag Freies Geistesleben.

Im seelischen Erwachen an der Welt, an der wir uns begeistern, erleben wir die Ideale unserer Jugend und damit das Treibende, aber auch das Tragende unseres Selbst. Das seelische Erleben kann sich bis zur Leidenschaft, sogar zur Ekstase und zum Rausch steigern. Damit müssen wir auch die Gefahr dieses Jahrsiebts, das Selbst an die Welt zu verlieren, behandeln. Durch ein Übermaß an Eindrücken kann die Seele innerlich haltlos werden und sich aushöhlen. Die Folge sind Langeweile und innere Leere, die durch ständig neue Erlebnisse und Genüsse ausgefüllt werden müssen. Diese Entwicklung führt jedoch nicht zur Erfüllung unserer Sehnsucht, die nur durch wahre Welterfahrung und innere Selbstfindung befriedigt werden kann, sondern zur Sucht. In dieser liegt wiederum die Gefahr einer Verselbständigung unseres blind gewordenen seelischen Suchens. Die Seelenkräfte werden als Folge der inneren Haltlosigkeit ausgehöhlt und drohen in die Leibgebundenheit zurückzusinken. So entsteht die Gefahr einer neurotischen Entwicklung, zum Beispiel der Hysterie, die besonders im 27. Lebensjahr auftreten kann, wenn die treibenden Kräfte unseres Seelenlebens zu erlahmen und erlöschen drohen und wir lernen müssen, aus eigenen schöpferischen Kräften unseres Ichs zu leben.

Mit dem 27. Jahr ist auch das Ende dessen gekennzeichnet, was wir aus der Menschheitsentwicklung an Kräften mitbekommen haben und was uns bisher wie von selbst durch die Jugendzeit getragen hat. Gelingt es uns nicht, eine Wahrnehmungsfähigkeit für die geistigen Hintergründe der Welt zu entwickeln, geraten wir in Gefahr, der Sinnlosigkeit zu verfallen, die zur Suchtentwicklung auf allen Gebieten, sowohl leiblicher als auch seelischer Natur, führen kann. Mäßigung und Besonnenheit hilft uns in dieser Lage, zu unserem Selbst zurückzufinden. Die zunehmende Beherrschung der seelischen Triebkräfte und die Erlösung unserer Wunsch- und Begierdennatur durch eine harmonische Weltbegegnung sind Aufgabe und Ziel der Entwicklung der Empfindungsseele. Eine künstlerische Betätigung kann diese Aufgabe sinnvoll und hilfreich unterstützen. Durch Lebenserfahrung gelangen wir zu einem eigenständigen Urteil, das uns aus kollektiven Empfindungen und Meinungen herausführt.

Eine richtige Weltbegegnung kann aber nur dort stattfinden, wo der Wille sich in Freiheit an der Welt erfahren kann, ohne daß er von einem fremden Willen behindert oder abgelenkt wird. Daher kann auch eine übertriebene sportliche oder militärische Willenserziehung, selbst wenn sie gut gemeint ist, zu Schädigungen des noch zarten Empfindungsseelenwesens führen. Eine harmonische Entwicklung der Empfindungsseele kann nur aus dem eigenen Ich heraus geleistet werden.

DIE REIFEZEIT DER LEBENSMITTE

Die Verstandes- und Gemütsseele (28.–35. Lebensjahr)

Die Notwendigkeit, unsere innere Triebnatur zu beherrschen und unser sinnliches Welterleben zu ordnen, wird nach dem 28. Lebensjahr mehr und mehr existentielles Bedürfnis; zumal durch ein zunehmendes Nachlassen unserer seelischen Kräfte und Möglichkeiten plötzlich nicht mehr alles so leicht, wie von selbst zu gehen scheint. Wir müssen unsere Antriebe in steigendem Maße aus uns selbst heraus finden und nach neuen inneren Kraftquellen suchen. Einerseits scheint uns nicht mehr zu tragen, was wir bisher erlebt haben; andererseits möchten wir uns nun auch den bisherigen, oftmals spontanen Erlebnissen entziehen und zu einer inneren Verarbeitung des Erlebten hinfinden. Der Ariadnefaden, der uns aus dieser Situation herausführen kann, ist das Denken.

So wie das Denken die Wahrnehmungen zu wahrem Wirklichkeitserleben ergänzt, ordnet es auch die seelischen Erlebnisse.[11] Es tritt das Bedürfnis auf, unser Leben mehr und mehr zu planen. Die Frage dieser Lebensepoche lautet: »Wie ordnet sich mir die Welt und in der Welt das eigene Leben?«[11]

Die denkerische Verarbeitung unserer Erlebnisse führt zu einem neuen Gedankenkosmos, der Verstandesseite dieser seelischen Entwicklungsepoche. Wir beginnen nach dem Sinn unserer Seelenerlebnisse zu fragen und uns damit eine neue Beziehung zur Welt aufzubauen. Wir wollen unser Leben nicht nur erleben, sondern auch in ihm wirksam werden. Wir kommen von den »Lehrjahren« zu den »Wanderjahren«. Indem wir uns arbeitend in die Gemeinschaft unserer Mitmenschen hineinstellen, entwickeln wir uns vom Lehrling zum Gesellen, das heißt zu einem tätigen Glied unserer Gesellschaft.

Das Gleichgewicht unseres Seelenlebens entsteht, wenn wir lernen, uns in unserem Seelenraum frei zu entfalten, ohne daß negative seelische Erlebnisse schädigend in unseren Leib hinunterdringen oder übersteigerte leibliche Bedürfnisse das Seelenleben treiben und damit zerstören. Indem wir lernen, die seelischen Regungen und die leiblichen Bedürfnisse getrennt zu halten, können wir zu einem Ausgleich zwischen unserem Fühlen und Wollen und damit zum inneren Erleben der Freiheit finden.

---

11 R. Steiner, Die Philosophie der Freiheit, 16. Aufl., Dornach 1995, Rudolf Steiner Verlag.

Durch die zunehmende denkerische Verarbeitung früherer Erlebnisse wird eine Vertiefung unseres Gefühlslebens erreicht. Im Ausbilden dominierender Gefühle entsteht die Gemütsseite dieser Entwicklungszeit.

War für die Ausformung der Empfindungsseele die Auseinandersetzung mit der Sinnlichkeit charakteristisch, so kann die zweite seelische Epoche als Zeit der Besinnung oder Besonnenheit charakterisiert werden. Die zunehmende Ichwirksamkeit im Seelenleben zeigt sich nicht nur am Gefühl der Freiheit vom Gebundensein an die Lebenssituation, in die wir hineingestellt wurden, sondern auch am Willen zur Freiheit, etwas Sinnvolles für die Welt zu tun.

Wir müssen das, was wir »im Haupt« mitgebracht haben, »im Herzen« neu erleben lernen, damit es eigene Lebenserfahrung wird, die immer ein Herzenswissen ist. Ein Handeln aus Freiheit und Verantwortung ist nur durch Selbsterkenntnis möglich, die zur Gewissensbildung führt. Gewissen ist dabei als innerer Bezug zwischen uns selbst und der menschlichen Gemeinschaft, zwischen dem gemeinsamen Wissen und unserem Handeln zu verstehen. Es bildet sich im inneren Freiraum unseres Gemütslebens, wenn wir lernen, uns unabhängig von den Einflüssen der uns umgebenden Welt zu machen und über unsere Handlungen selbst zu entscheiden.

Bestand bei der Empfindungsseele die Gefahr, von den leiblichen Bedürfnissen abhängig zu werden, so kann jetzt für die Verstandes- und Gemütsseele eine zu große Abhängigkeit von den äußeren Verhältnissen entstehen. Die daraus erwachsenden Auseinandersetzungen mit der Umwelt betreffen etwa folgende Fragen: »Wieviel Geld verdiene ich? Übernehme ich das Geschäft meines Vaters? Komme ich in meiner Ehe zurecht? Wahre ich meine Rechte gegenüber anderen? Kann ich mich aus den Gegebenheiten heraus noch weiter entwickeln?«

Eitelkeit, Neid, Mißgunst, Rivalität, Sorgen – besonders Geldsorgen –, ständiger Ärger im Beruf mit dem Gefühl, nicht zu seinem Recht zu kommen, hemmen die innere Gemütsbildung und Entwicklung der Herzensfreiheit. Diese finden wir nur im Unabhängigwerden von den äußeren Verhältnissen und im Bewußtsein unserer einmaligen Individualität. Nur mit diesen beiden Voraussetzungen können wir ein brauchbares Glied innerhalb der menschlichen Gesellschaft werden und uns schöpferisch in ihre Aufgaben hineinstellen.

Damit gewinnt auch die soziale Frage in diesem Lebensabschnitt an Bedeutung. Fehlt in uns das Gleichgewicht zwischen vergangener Entwicklung und zukünftigen Möglichkeiten, äußeren Verhältnissen und innerem Erleben, zwischen unserem Denken und Handeln, so droht eine zunehmende Abhängigkeit von der äußeren Umwelt. Dann leben wir aus den bisherigen Gewohnheiten und Vergangenheitskräften weiter und werden zu Dogmatikern, Routiniers, Konservativen, die ihr Tun ständig damit begründen, daß »es immer schon so war«. Dadurch können wir unsere Freiheit, die immer wieder neu errungen sein will, am Gewordenen verlieren und die Einmaligkeit unseres Wesens in der Gesellschaft vergessen, wodurch auch das Ergreifen der eigenen Lebensaufgabe verhindert werden kann. Das Abhängigwerden von den äußeren Verhältnissen kann zu Depressionen, der falsche Bezug der äußeren Verhältnisse zu uns selbst kann zu Wahnentwicklungen führen.

Erst im Erleben der Freiheit und Einmaligkeit unseres Ichs können wir im Einklang von Denken, Fühlen und Wollen zu unserer eigentlichen Daseinsidee und Lebensaufgabe hinfinden und sie dort, wo wir gebraucht werden, zu verwirklichen suchen. Von der Lebensmitte an gehen wir dem Ziel entgegen, unsere eigene Erdenaufgabe zu ergreifen und zu erfüllen.

Die Bewußtseinsseele (35.–42. Lebensjahr)

Der Lebensabschnitt der Bewußtseinsseele ist durch eine innere Wende charakterisiert, die wir von der Lebensmitte an vollziehen müssen. Die vorhergehende Seelenentwicklung führte immer mehr zur Frage nach dem Sinn unseres Lebens. Diesen können wir nur aus einem Erfassen der geistigen Weltbezüge heraus finden und letztlich uns selbst geben. Es taucht die Frage auf: »Wie finde ich zu meinem eigenen Wesen und wie verwirkliche ich mich selbst innerhalb der Welt?«[11]

Wenn das, was uns bisher trug, keine Kraft mehr vermittelt, müssen wir in eine Krise geraten, die in die Einsamkeit führt. Die Frage nach der Sinnlosigkeit unseres bisherigen und dem Sinn und der Aufgabe unseres zukünftigen Lebens wird aufgeworfen. Es ist letztlich die Frage nach dem sinnvollen Bezug meines Lebens zu mir selbst.

Nicht nur durch den Bezug des Gewordenen auf Zukünftiges, nicht nur durch das Erkennen und Verwirklichen unserer Lebensaufgabe kann diese Krise gelöst werden, sondern vor allem dadurch, daß wir bereit sind, unserem Dasein einen neuen Sinn zu geben. Dies gelingt nur, wenn wir unseren subjektiven Egoismus aufgeben, der Welt opfern und unser bisheriges Wesen objektiv durch die Welt beurteilen und korrigieren lassen. Das geht nicht ohne Schmerzen und leidvolle Einbußen bei der bisherigen Entwicklung, nicht ohne Aufgeben von schon Erreichtem. Wir müssen lernen, das in der Welt Erfahrene auf uns zu beziehen und unsere Taten in die Weltwirklichkeit hineinzustellen. Die Besinnung der zweiten Epoche geht nun in die Gesinnung unseres moralischen Wesens über. Im Gewissen finden wir das Organ in uns, das uns in rechter Weise mit der umgebenden Gemeinschaft unserer Mitmenschen verbindet. Es läßt uns auch die Folgen unserer Taten vorausahnen.

Das Schicksal, dem wir begegnen, müssen wir hinnehmen und als Willen unseres höheren Ichwesens akzeptieren lernen. Da Fehlentscheidungen und richtige Entschlüsse schicksalsbestimmend werden, können wir nur aus unserem Gewissen, aus dem Wissen unseres geistigen Wesenskerns heraus handeln und erfahren so in der Zeit der Bewußtseinsseelenentwicklung unser Ich als Geisterlebnis. Rudolf Steiner prägte für ein Handeln aus Geistesgegenwart, das heißt aus dem Wissen unserer Geistnatur heraus, den neuen Begriff eines Handelns aus moralischer Phantasie oder Intuition. Die Praxis nannte er moralische Technik: »Leben in der Liebe zum Handeln und Lebenlassen im Verständnis des fremden Wollens«[12] kann die Maxime des freien Menschen und dieses Lebensabschnittes genannt werden.

Wir gelangen damit von den Wander- zu den »Meisterjahren«. Im Ergreifen unserer Daseinsidee und Lebensaufgabe mag es uns nun gelingen, in frei verantwortlichem Handeln unseren Beitrag für die Menschheitsentwicklung zu geben. Bei vielen genialen Menschen sehen wir, wie sie vom 35. Lebensjahr an der Menschheit ihre eigentlichen Werke geschenkt haben. So kam Goethe mit 37 Jahren zur Urpflanze, Schiller schrieb mit 35 Jahren seine »Briefe zur ästhetischen Erziehung des Menschen«, Beethoven komponierte vom 33. bis zum 37. Lebensjahr seine Dritte und Fünfte Symphonie und schrieb den »Fidelio«, und Rudolf Steiner veröffentlichte mit 33 Jahren sein erstes grundlegendes Werk, »Die Philosophie der Freiheit«.

Bestand in der zweiten Epoche der Seelenentwicklung die Gefahr, sich zu sehr an die äußeren Verhältnisse zu binden, so ist es jetzt die, das Selbst an die Welt zu verlieren (Hölderlin) oder der Macht zu verfallen, also das Selbst im eigenen Machtgefühl der Welt aufzuzwingen (Nietzsche).

Das Durchschreiten des 2. Mondknotens mit 37 Jahren kann zu einer weiteren Krise, aber auch wieder zu einem Hereinleuchten unseres höheren Wesens führen. Der 2. Mondknoten bringt eine innere Ablösung von unserer bisherigen, uns seelisch tragenden Umgebung mit sich. Dies ist ein Hinweis auf die zu Ende gehende seelische und die beginnende geistige Entwicklung.

---

12 R. Steiner, a. a. O. (siehe Fußnote 11).

Vorausgreifend darf gesagt werden, daß der 3. Mondknoten im 56. Lebensjahr mit einem In-Beziehung-Treten zu unserem geistigen Menschen zu tun hat, den wir in der Zukunft entwickeln sollen. Diese Einschnitte bedeuten also nicht nur Krisen, sondern auch Möglichkeiten, sich von alten Bindungen innerlich zu lösen und die zukünftige geistige Entwicklung neu aufzugreifen.

Die Krise der Lebensmitte und die Jahre 30 bis 33

Wie wir sehen, verlangt die Krise der Lebensmitte von uns das Opfer der bisher uns tragenden Kräfte. Die Schicksalsbegegnungen dieser Zeit können oft als Mahnungen erlebt werden, uns zu wandeln, uns umzuwenden zum Geist. Wir werden durch diese Begegnungen aufgerufen, das Ergebnis unserer Handlungen vorauszusehen (moralische Phantasie) und dadurch auf unser Geistwesen durch das Gewissen hören zu lernen. Die dadurch immer wieder entstehende Frage nach unseren inneren Antrieben erfordert Geistesgegenwart, Anwesenheit des Geistes in uns.

Die Leiden unserer Schicksalsschläge bekommen erst dadurch einen Sinn, daß wir lernen, nicht mit uns übereinstimmende Handlungen hinzuopfern und nicht ohnmächtig im Ergrübeln der Ursachen unserer Leiden zu verharren. Die Erfahrung, daß wir nicht nur aus unseren leiblichen und seelischen Kräften leben, sondern in der Lage sind, unser geistiges Ich-Wesen innerlich zu erfassen, kann uns über die Ohnmachts-Schwelle führen. Die Verwandlung durch Leiden (Passion), dieses Stirb-und-Werde mit Opfer des Alten zugunsten eines Neuen, ist ausschlaggebend für die Entwicklung der zweiten Lebenshälfte, der Involutions- oder Exkarnationsseite unseres Lebens.

Gleichsam als Wegzehrung für die kommende geistige Entwicklung haben diese Jahre für die seelische Entwicklung eine ähnliche Bedeutung wie die ersten drei Lebensjahre für die physische Entwicklung. Es begegnet uns das höhere Ich selbst, soweit unser niederes Ich seine Weisheit erkennen und aus ihr handeln kann.

Ein Bild für die Gefahren des Seelenlebens in dieser Zeit und für die Kraftquellen, die sie überwinden können, vermögen uns die Evangelien zu geben. Nicht von ungefähr ist das Ich aus den Initialen des Namens Jesus Christus gebildet. Wie ein Vor-Bild nimmt das aufs höchste entwickelte irdische Ich, der Menschensohn Jesus, in der Jordantaufe den Gottessohn Christus in sich auf und opfert sein Wesen dem höheren Gotteswesen.

In den folgenden drei Jahren inkarniert sich das Gotteswesen bis zum Tod auf Golgatha immer mehr in Jesus. Der Beginn dieser Einwohnung wird durch den Gang in die Wüste, in die innere Einsamkeit, charakterisiert. Dort findet die Versuchungsgeschichte statt, die Auseinandersetzung des höheren Ichwesens mit dem Versucher, den beiden Widersachermächten, wie sie Rudolf Steiner im Vortragszyklus »Das fünfte Evangelium« schildert.[13] Der eine Widersacher, Luzifer, droht die Seele von innen her zu verführen und in ihrer Entwicklung abzulenken; der andere, Ahriman, tritt uns von außen, von der Welt her, entgegen und verführt uns beispielsweise durch äußere Macht.

Luzifer tritt gleich in der ersten Versuchung auf, die Gefahr der Empfindungsseelenzeit bezeichnend. Der Forderung »Bete mich an« tritt Christus durch die *»Erinnerung«* an seinen himmlischen Wesens-Ursprung entgegen. Verlieren wir dieses Erinnern an unseren göttlichen Ursprung, werden wir in dieser Zeit in selbstisches Erleben hineingetrieben, geraten wir in Gefahr, unser Ich in übersteigertem Selbstgefühl, Hochmut oder Übermut zu verlieren.

Die Gefahren der Zeit der Verstandes- und Gemütsseelenentwicklung werden in der zweiten Versuchung von beiden Mächten, Luzifer und Ahriman, heraufbeschworen. Hier wird der Angriff auf unseren eigentlichen inneren Freiheitsraum geführt. In den Worten »Stürze Dich von der Zinne« . . . und Du wirst schweben, werden wir aufgefordert, die eigentlichen Lebenskräfte aus unserer Mitte zu entwickeln, ohne unseren Lebensraum von innen oder außen durch innere Überwältigung oder äußere Unfreiheit einengen zu lassen.

Die der Bewußtseinsseelenentwicklung innewohnende Gefahr können wir in der letzten Versuchung durch den ahrimanischen Geist wiederfinden. Er tritt von außen an die Menschenseele heran und fordert sie auf: »Mache Steine zu Brot!« – Wir müssen, um leben zu können, der Welt den Tribut entrichten, durch Arbeit Geld verdienen, um uns ernähren zu können. So fordert dieser Widersachergeist immer etwas von unserer Seelenwärme als Opfer dafür, daß wir durch Arbeit unser tägliches Brot verdienen müssen. Er möchte uns so von der Welt her einengen und innerlich aushöhlen. Er vermittelt uns die Furcht. Christus überwindet ihn durch die »Liebe«, indem er sich der Welt opfert, diese aber damit von innen her überwindet. Liebe ist die Fähigkeit, sich hinzugeben, ohne sein Ich zu verlieren, so wie wir unser irdisches Selbst-

13 R. Steiner, Das fünfte Evangelium (Vortragszyklus Oslo 1913), 5. Aufl., Dornach 1992, Rudolf Steiner Verlag.

gefühl durch die Erinnerung an unseren geistigen Ursprung, durch Erkenntnis überwinden. Führt die Erinnerung nach innen in die Vergangenheit, so die Liebe nach außen in die Zukunft, auf daß wir zwischen Geburt und Tod, Gewordenem und Werdendem, mit den wahren Geisteskräften unseres Ich in der Gegenwart leben lernen.

Die Versuchungsgeschichte konnte uns so nochmals die Gefahren der seelischen Entwicklung und die Quellen für ihre Überwindung verdeutlichen. Im Vergleich zu den ersten drei Jahren können wir in bezug auf die Jahre 30 bis 33 unserer Seelenmitte sagen:

Gehen	– Ich bin der Weg	(Empfindungsseele)
Sprechen	– Ich bin das Leben	(Verstandes-Gemütsseele)
Denken	– Ich bin die Wahrheit	(Bewußtseinsseele)

Der Weg in die Zukunft führt in die Liebe, wie der Opfertod des Christus Jesus aus selbstloser Liebe geschah; der Weg aus der Vergangenheit führt über die Erinnerung in die Wahrheit; das Bewußtsein unserer Geistesgegenwart hilft uns wahrhaft leben.

DAS ALTER

Die geistige Entwicklung

Lediglich als Überblick seien die weiteren Lebensabschnitte charakterisiert. Sie stehen wie keimhaft für die zukünftige Entwicklung unseres geistigen Menschenwesens. Unschärfer zu erkennen als die Epochen des leiblichen und seelischen Werdens, bleibt die geistige Entwicklung eines Menschen dem Ich des einzelnen überlassen. Damit wird auch ein Freiheitsmoment unserer Lebensentwicklung deutlich.

Durch die Arbeit der Ichwesenheit an den Hüllen unserer leiblichen Entwicklung werden diese verwandelt und höherentwickelt. Rudolf Steiner charakterisiert die Verwandlung unserer Seelenkräfte vom 42. bis zum 49. Lebensjahr als eine keimhafte Entwicklung unseres Geistselbst[14]. Was sich in den in die Welt hinausdrängenden Seelenkräften des 3. Jahrsiebts zeigte, kommt jetzt in der kraftvollen äußeren Entfaltung der Wir-

14 Unter »Geistselbst«, »Lebensgeist« und »Geistesmensch« sind erst keimhaft veranlagte höhere Wesensglieder zu verstehen, die in der Zukunft durch Umwandlung der Dreiheit der niederen Wesensglieder ausgebildet werden. – Siehe R. Steiner: Theosophie, Einführung in übersinnliche Welterkenntnis und Menschenbestimmung, 31. Aufl., Dornach 1987.

samkeit für unsere Daseinsaufgabe zum Ausdruck, in einem bewußten sozialen Wirken. Das Ich kann jetzt unabhängiger vom Seelenleben in der Welt tätig sein. Allerdings tritt damit auch wieder die Gefahr auf, äußere Macht zu entfalten, nach Besitz zu streben und in dem Beharren auf eigenen Rechten und errungenen Ansichten dogmatisch zu erstarren.

Die Jahre 49 bis 56 sind der anfänglichen Entwicklung des Lebensgeistes[14] aus den Lebenskräften des 2. Jahrsiebts heraus gewidmet. Das Erlangen der Fortpflanzungsfähigkeit am Ende des 2. Jahrsiebts spiegelt sich jetzt im Verlust derselben in der Menopause. Im Klimakterium lösen sich die Lebenskräfte, die in der biologischen Regenerations- und Fortpflanzungsfähigkeit ihren Ausdruck fanden, in die seelisch-geistige Entwicklung hinein. Der Mensch kann in diesem Alter das Freiwerden der Regenerationskräfte als schöpferische Hilfe auf dem Weg zur geistigen Entwicklung erleben. Die Verwandlung der Lebenskräfte zeigt sich auch am Wandel der Gewohnheiten. Wir gelangen zu tieferen künstlerischen Gestaltungsfähigkeiten, die zu einem neuen Lebensstil, ja zur Lebenskunst werden können, in der sich die schöpferischen Kräfte rechten Alterns offenbaren. Der früher Lernende vermag sich nun aus der bisherigen Lebenserfahrung zum weisheitsvollen Lehrer zu wandeln.

Auch in dieser Zeit tauchen Gefahren auf: das Festhalten an alten Gewohnheiten, an äußeren, früher berechtigten Verhaltensweisen. Gerade auch im Festhalten-Wollen früherer Jugendkräfte, die noch einmal wie ein Abglanz erscheinen können, liegt die Gefahr einer Perversion, wie wir sie in der Erscheinung eines »zweiten Frühlings« älterer Menschen erleben können.

Was die Frau in der Ehe durch den Verlust ihrer biologischen Regenerationskräfte an innerer Verwandlung leisten muß, was oft auch eine Depression auslösen kann, muß der Mann in freiheitlicher Erkenntnis mitvollziehen, sollen nicht aus dem Festhalten an falsch gewordenen Jugendidealen Schwierigkeiten oder gar Ehescheidung resultieren. Gerade die Verwandlung dieser Lebenskräfte ins Geistige kann zu neuen schöpferischen Impulsen für reife Lebenswerke und weisheitsvolle Lebensgestaltung führen.

Die eigentlich mystischen Jahre unseres Lebens vom 56. bis zum 63. Lebensjahr sind der keimhaften Entwicklung des Geistesmenschen gewidmet. Innere Vertiefung, Reifung zur Weisheit und Gerechtigkeit können diese Zeit bestimmen. In der Auseinandersetzung des Ichs mit den abbauenden Todeskräften des physischen Leibes, denen das Ich eine innere Ablösung und geistige Neugeburt abringen kann, erwächst der Geistesmensch. Die Auseinandersetzung mit dem physischen Tod kann uns zu einem biographischen Rückblick auf das eigene Leben führen. So beendete Goethe in dieser Zeit seine Arbeit am *Faust* und begann mit der autobiographischen Niederschrift von *Dichtung und Wahrheit.* Durch das Hinschwinden der physischen Lebenskräfte kann die keimhafte Auferstehung des Geistesmenschen empfunden werden, wie dies in dem Goethegedicht »Bei Betrachtung von Schillers Schädel« zum Ausdruck kommt. Durch das ganze Erdenleben vermag der Genius des Menschen hindurchzuleuchten, der die Individualität durch das Erdengeschick hindurchführt.

Die siebziger Jahre können wie eine Zeit erlebt werden, in der wir das Geistige wie ein Geschenk auf Erden verwirklichen können, wenn es uns gelingt, unser geistiges Wesen als Altersweisheit durch uns durchleuchten zu lassen.

Als ein Prozeß, der die seelischen Kräfte langsam zunehmend aus dem Leib herauslöst und sie dem geistigen Wirken des Menschen zur Verfügung stellt, ist das Alter zu verstehen. Diese Ablösung der Lebens- und Seelenkräfte vom Leib führt letztlich zum Verfall des physischen Leibes. Der Verlust unserer leiblich-seelischen Hüllen, die uns bisher trugen, bedeutet aber auch zunehmende innere Freiheit. Wir sind aufgefordert, unsere Kräfte innerlich zu ergreifen und zu entwickeln, um den abbauenden Todeskräften eine Neugeburt abzuringen. Leiden bedeutet dann nicht nur innere Verarmung und Zerstörung, sondern auch innerliche Befreiung unseres Seelischen vom Leib und Erlösung in den Geist. Wir können erfahren, daß der Mensch nicht mit seiner leiblichen Gestalt identisch ist, auch nicht mit seinem seelischen Erleben, daß er sich aber als autonomes Geistwesen unabhängig von Geburt und Tod begreifen kann.

Wenn wir lernen, Gewordenes und Errungenes loszulassen, der Welt zu opfern, der ja auch unsere Taten gehören, die sich von uns gelöst haben, vermögen wir die höheren Kräfte zu entbinden und auch im Alter ein Gewinn für die menschliche Gemeinschaft zu sein.

Die Depression

Die dargestellten Gesichtspunkte zeigen, daß der Alterungsprozeß für unsere jugendliche Zeit zwar problematisch, krankheits- und krisenbehaftet ist, im Sinne der Reifung aber durchaus sinnvoll und für das soziale Leben unverzichtbar ist. Die Exkarnationsseite erscheint nur dann zukunfts- und sinnlos, wenn sie ichlos gesehen wird, wenn mit dem Tod das absolute Ende vor uns steht.

Das Zurücktreten der Seelen- und Lebenskräfte von der Lebensmitte an, die zunehmende Auseinandersetzung mit den Widerständen der äußeren Welt und mit dem Abbau des Leibes können an den Wendepunkten unseres Lebenslaufes zu Krisen, ja zur Depression führen. Hier liegt eine vorweggenommene Todesproblematik vor. Wenn wir die abwärtsgehende Entwicklung des physischen Leibes als einzige Möglichkeit sehen, zu wenig Selbständigkeit gegenüber den äußeren Verhältnissen und Gegebenheiten entwickeln, uns vom materiellen Besitz abhängig machen, unseren Rollen verhaftet bleiben und eine innere Befreiung ins Geistige nicht gelingt, erleben wir die Urängste der Menschheit – Krankheitsfurcht, Angst vor leiblichem Verfall, seelischer Verarmung und Ohnmacht im Zusammenhang mit dem Auftreten von Schuldgefühlen bis hin zu geistiger Einsamkeit und Isolation durch Versündigungsideen (Absonderung) – in der Depression.

Die Depression kann als Erschöpfungsdepression infolge von Vitalitätsverlust, als Verlustdepression durch zunehmende Vereinsamung und seelische Verarmung, nach dem Aufgeben-Müssen von Haus, Partner oder Beruf beispielsweise, oder als Entwurzelungs-Depression beim Verlust der Heimat erlebt werden, wobei sie insgesamt als Involutions-Depression bezeichnet wird.

In der Depression empfinden wir uns schwer, dunkel und einsam, ohne Zukunft der Vergangenheit verhaftet. Die Entfaltung unserer biographischen Entwicklung scheint für unser Zeiterleben zunächst stillzustehen. Die Antriebslosigkeit, die Erschöpfung bis hin zur Lebensmüdigkeit empfinden wir als Werdenshemmung. Innere Kraftlosigkeit und seelische Ohnmacht lassen uns den Eindruck gewinnen, wir seien von unserer geistigen Entwicklung abgeschnitten, von der mitmenschlichen Umwelt getrennt, dem leiblichen Abbau, der Erstarrung verfallen. Äußere Gegebenheiten glauben wir nicht ändern zu können, was zu Gewissensnot, Selbstvorwürfen und Schuldgefühlen gegenüber bisher Versäumtem und noch nicht Erreichtem führt und mit Herzklopfen, Schlaflosigkeit und Grübeln verbunden ist. Die Depression wird damit zur Selbstwertkrise des Alters. In all ihren Ängsten werden Todesängste vorausgenommen. Diese Leiden sind die äußerste Herausforderung, unsere seelische Wahrnehmungsfähigkeit zu entwickeln, zu innerer Wandlung und neuer Selbstfindung zu gelangen.

Diese Krisen möchten und sollen die Kräfte unseres Ichs aufrufen. Der Rückzug von alten Bindungen, materiellen Gegebenheiten und früheren Rollen erhält seinen Sinn im Opfer, durch das Raum für ein geistiges Erwachen geschaffen wird.

Diese innere Möglichkeit gibt neue Hoffnung, indem wir den Tod als notwendige, befreiende Neugeburt unseres Ichs bejahend in unser Leben aufnehmen lernen.[15] Dadurch wird auch die fruchtbare Lebenserfahrung unseres Alters der sozialen Gemeinschaft nicht vorenthalten, sondern sinngebend ins Leben anderer Generationen einbezogen.

Das Sterben

Wie es einen Lebenstrieb gibt, der uns ins Dasein führt, so gewahren wir auch einen Todestrieb, der uns an die Todespforte geleitet, wenn es an der Zeit ist. Der Tod als geistige Neugeburt kann gerade im Begleiten Sterbender zur Erfahrung werden.[16] Novalis hat für diese Zusammenhänge die Worte gefunden:

»Wenn ein Geist stirbt, wird er Mensch.
Wenn der Mensch stirbt, wird er Geist.«

Die innere Arbeit des Sterbens ist ein Ablösungsprozeß, der zunächst mit Trennungs- und Verlustangst beginnt, begleitet sein kann von Enttäuschung und Auflehnung gegen das Unabwendbare, gefolgt von Kritik und feindseligem Rückzug von der Umgebung, ja von Depression. Durch eine rechte Begleitung des Sterbenden mit innerer Verarbeitung des Vergangenen und Vorbereitung auf das Kommende kann dann aber eine innere Befreiung und Todesbejahung folgen, begleitet von der Erfüllung letzter Wünsche und dem Einzug von Hoffnung, Ruhe und innerer Sicherheit.

Ja, sogar eine schmerzvolle Todessehnsucht, sich aus dem Leibe lösen zu dürfen und zu unserem wahren Ursprung zurückzukehren, kann auftreten. Das kann an Menschen erlebt werden, die von der Schwelle zurückgeholt wurden. Sie schildern Erlebnisse von jenseits der Schwelle mit einem unbeschreiblichen tiefen Gefühl der Ruhe und des Friedens beim Verlassen der Körperlichkeit. Sie beschreiben ein Vorbeigleiten ihres Lebenspanoramas, verbunden mit Zeit- und Schwerelosigkeit, ein Gefühl der Leichte und lichten Weitung ihres Ichs mit klarem schnellerem Denken, tiefen Gefühlen von Schönheit und zunehmender Kraft, verbunden mit dem Glück der Erlösung. Solche Erfahrungen lassen erkennen, daß der »Fürst dieser Welt«, der Tod, an unserem unsterblichen Ichwesen keinen Anteil hat.

15 Siehe Merkblatt 111, »Die Furcht vor dem Tode – Schöpferisches Altern«.
16 E. Kübler-Ross, Interview mit Sterbenden, 20. Aufl., Stuttgart 1996, Kreuz-Verlag.

Der Lebenslauf als Rhythmus der Planetenwirksamkeit

Zusammenfassend läßt sich der nun vorliegende Überblick über die Dreigliederung unseres Lebenslaufs in seiner leiblichen, seelischen und geistigen Entwicklung auch in seiner Beziehung zu den Planeten darstellen. In der stufenweisen Entfaltung der Jahrsiebte erkennen wir eine innere Verwandlung unserer Lebenskräfte. Diese entstammen dem Kosmos, der Planetenwirksamkeit, welche letztlich von der Sonne ausgeht. Das Wachsen und Blühen, Reifen und Fruchten im Lebenslauf beruht auf der Verwandlung unserer Lebenskräfte durch das Ich, welches dem Wirken der lebensspendenden Kraft der Sonne vergleichbar ist, die aufsteigend im Jahreslauf das Wachsen der Pflanzen, absteigend das Reifen der Früchte bewirkt. So führt unser Ich unsere Lebenskräfte von Jahrsiebt zu Jahrsiebt in eine höhere, verwandelte Lebensgestaltung hinein.

Die einzelnen Jahrsiebte lassen sich im Zusammenhang mit den Planeten in folgender Weise darstellen: Das erste Jahrsiebt gilt dem Aufbau der Leibesgestalt, wobei das Haupt zum Spiegel wird, der die Lebenskräfte vom Kosmos auf die Erde und in die Leibgestaltung hineinführt. Der Mond vermittelt die aufbauende Wachstumstätigkeit und führt sie in die physische Gestaltgebung hinein, so wie er die Lebenswirksamkeit der Sonne für die Erde spiegelt und dem Nachtdunkel Licht spendet. Deshalb können wir das erste Jahrsiebt als Mondjahrsiebt bezeichnen.

Das zweite Jahrsiebt ist der rhythmischen Entfaltung der Lebenskräfte zwischen Kind und Umwelt gewidmet, im Atemprozeß innerer Gesundheit, den Merkur vermittelt.

Die Geburt der seelischen Empfindungsfähigkeit (Anima) in der Geschlechtsreife mit dem Angezogenwerden von der Schönheit und dem Auftreten der Liebefähigkeit kann als Wirksamkeit der Venus erlebbar werden.

Die weitere 21 Jahre umfassende seelische Entwicklung erleben wir als Mitte und Boden für die eigentliche innere Entfaltung der Ichkraft. Sie kann daher als die Sonnenzeit unseres Lebens bezeichnet werden, da das Ich als Zentrum unseres Seelenlebens und unserer Lebenskräftewirksamkeit mit der Sonnenwirksamkeit, als unserem Lebenszentrum, verglichen werden kann.

Das siebte Jahrsiebt kann im machtvollen Herauswirken in die Welt aus unserer geistigen Ichkraft, spiegelnd das dritte Venusjahrsiebt, als Marsepoche unseres Lebens erkannt werden. Dem Geist entsprechend hat sie männlichen Charakter.

Die Verwandlung der Lebenskräfte des Merkurjahrsiebts, das mit der Geschlechtsreife endete, führt im achten Jahrsiebt (Menopause) zur Vertiefung unserer Schöpferkräfte in eine Art Lebenskunst und -weisheit hinein. Daher kann in diesem Jahrsiebt die Weisheit Jupiters zur Entfaltung kommen.

Saturn bringt schließlich im Alter, als Spiegelung der Mondenzeit unserer Kindheit, weisheitsvolle Verinnerlichung und den Rückblick am Lebensende. Der Todesplanet führt aus der Lebenswirksamkeit des Planetarischen heraus und zur Auferstehung unseres unsterblichen Wesenskerns, unseres Ichs.

So ist die Sonnenwirksamkeit unseres Ichs zunächst in der Inkarnation in unsere leiblichen Hüllen bis zum 21. Lebensjahr, dann in der Entfaltung des seelischen Erlebens bis zum 42. Lebensjahr und schließlich in der freiwerdenden geistigen Wirksamkeit bis hin zur Todespforte das eigentlich verbindende Glied in unserem Lebenslauf.

Nur das Ich kann den Bezug des Gewordenen zum Werdenden, des Äußeren zum Inneren aus der Kraft des Geistes schaffen und uns zwischen den Welten und durch die Metamorphosen des Lebens von Jahrsiebt zu Jahrsiebt führen. Entwicklung ist somit Wandlungsfähigkeit, wanderndes Fortschreiten unseres Genius, der von Erdenleben zu Erdenleben unsere Biographie schreibt.

Wir möchten diese Betrachtungen daher abschließen mit einem Spruch an den Engel oder Genius des Menschen, einem Spruch, den eine Frau in Finnland, nach eigener Auskunft, von Rudolf Steiner erhalten hat.

Du mein himmlischer Freund, mein Engel,
Der du mich zur Erde geleitet hast und mich geleiten wirst
Durch die Todespforte in die Geistesheimat der Menschenseele,
Du, der du die Wege kennst seit Jahrtausenden,

Lasse nicht ab, mich zu erhellen, mich zu durchkraften,
Mir zu raten, daß ich aus dem webenden Schicksalsfeuer
Als ein stärkeres Schicksalsgefäß hervorgehe und mich immer
Mehr erfüllen lerne mit dem Sinn der göttlichen Weltenziele.

Auf den folgenden Seiten zwei graphische Darstellungen zur Unterstützung der Ausführungen des vorliegenden Textes. ▷

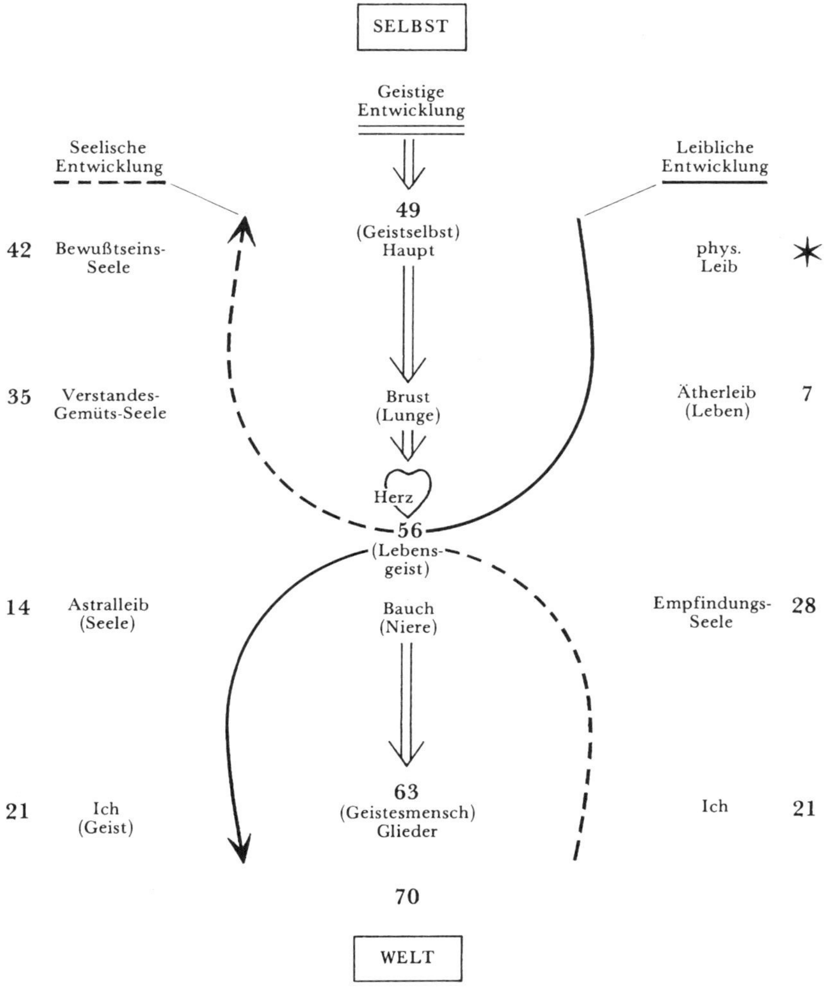

Schema I
Der dreigliedrige Rhythmus der menschlichen Entwicklung (räumliche Darstellung) – Zum »Lesen« der Skizze: Man beginne oben rechts und führe das Auge der durchgezogenen Linie nach bis links unten; weiter dann von der gestrichelten Linie rechts unten bis links oben. Schließlich ist die weitere Entwicklung durch die in Skizzenmitte von oben nach unten führenden Pfeile veranschaulicht.

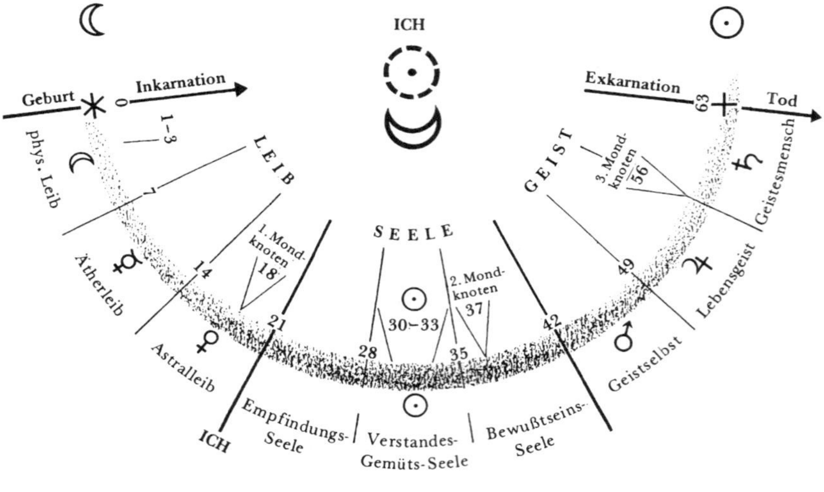

Schema II
Der menschliche Lebenslauf als Siebenjahres-Rhythmus der Planetenwirksamkeit (zeitliche Darstellung).

Literaturhinweise

N. Glas: Frühe Kindheit, 4. Aufl., Stuttgart 1985, Mellinger Verlag.

N. Glas: Jugendzeit und mittleres Lebensalter, 2. Aufl., Stuttgart 1981, Mellinger Verlag.

C. v. Heydebrand: Vom Seelenwesen des Kindes, 12. Aufl., Stuttgart 1997, Mellinger Verlag.

F. Husemann/ O. Wolff: Das Bild des Menschen als Grundlage der Heilkunst, Bd. II (1. Halbbd.), 5. Aufl., Stuttgart 1991, Verlag Freies Geistesleben.

K. König: Die ersten drei Jahre des Kindes, 10. Aufl., Stuttgart 1997, Verlag Freies Geistesleben.

H. E. Lauer: Vom richtigen Altwerden, Freiburg 1972, Verlag Die Kommenden.

D. Lauenstein: Der Lebenslauf und seine Gesetze, 6. Aufl., Stuttgart 1992, Verlag Urachhaus.

J. Lauten: Wiedergeburt in der Lebensmitte, Stuttgart 1977, Verlag Urachhaus.

B. C. Livegoed: Entwicklungsphasen des Kindes, 6. Aufl., Stuttgart 1995, Mellinger Verlag.

B. C. Livegoed: Lebenskrisen – Lebenschancen, 10. Aufl., München 1994, Kösel Verlag.

A. Rohen: Grundriß einer anthroposophischen Embryologie, in Zeitschrift »Beiträge zu einer Erweiterung der Heilkunst«, 27. Jg. 1974/5.

A. Rohen: Dreigliederung des Nervensystems, in Zeitschrift »Beiträge zu einer Erweiterung der Heilkunst«, 31. Jg. 1978/4.

A. Rohen: Rhythmen im Lebenslauf (I–III), in Zeitschrift »Beiträge zu einer Erweiterung der Heilkunst«, 37. Jg. 1984/3, 4 u. 6.

R. Treichler: Die Entwicklung der Seele im Lebenslauf, 5. Aufl., Stuttgart 1995, Verlag Freies Geistesleben.

R. Steiner: Die Philosophie der Freiheit, 16. Aufl., Dornach 1995, Rudolf Steiner Verlag.

R. Steiner: Die Erziehung des Kindes vom Gesichtspunkte der Geisteswissenschaft, Dornach 1992, Rudolf Steiner Verlag.

R. Steiner: Die Mission der neuen Geistesoffenbarung, 2. Aufl., Dornach 1989, Rudolf Steiner Verlag.

R. Steiner: Vom Lebenslauf des Menschen, Themen-TB, 5. Aufl., Stuttgart 1996, Verlag Freies Geistesleben.

Anschrift des Verfassers:
Dr. med. Andreas Rohen, 72622 Nürtingen, Bismarckstraße 4

VEREIN FÜR ANTHROPOSOPHISCHES HEILWESEN E.V.

Immer mehr wird der Mensch heutzutage durch die technischen Lebensformen in seiner äußeren und zunehmend auch in seiner inneren gesunden Entfaltung bedroht.

Wir brauchen daher ein um Schutz und Pflege der Seele und des Geistes erweitertes menschengemäßes Gesundheitswesen. Diesem Bemühen dient der 1952 von Ärzten und Laien gegründete Verein für Anthroposophisches Heilwesen.

Darüber hinaus sehen wir unsere Aufgabe in der Förderung neuer, zukunftsorientierter therapeutischer Wirkungsstätten (z. B. Therapeutika) und Patientengemeinschaften mit dem Ziel, neue Sozialmodelle zu erproben.

Begründet in der Anthroposophie Rudolf Steiners und der hieraus entwickelten Erweiterung der Heilkunst dienen diesem Bemühen auch die Inhalte der regelmäßig erscheinenden Merkblätter: »Beiträge für eine bewußte Lebensführung in Gesundheit und Krankheit«. Diese Schriften sind für jedermann verständlich und leiten zur praktischen alltäglichen Lebenshilfe an.

Der Verein für Anthroposophisches Heilwesen möchte:

- Verständnis wecken für eine natur- und geistgemäße Heilweise,
- die durch die Anthroposophie Rudolf Steiners erweiterte Heilkunst fördern,
- sich einsetzen für ein freies Heilwesen, also vor allem für die Therapie- und Verordnungsfreiheit,
- die anthroposophische Menschen- und Naturerkenntnis fruchtbar machen für eine vorbeugende Gesundheitspflege auf allen Lebensgebieten, z. B.: Ernährung, Kleidung, Arbeitswelt, Freizeit, Kindererziehung, Selbsterziehung und Schulungswege für den einzelnen Menschen,
- die Ursachen der Umweltkränkung erforschen und die Möglichkeiten, diese mit Hilfe geisteswissenschaftlicher Erkenntnisse zu heilen oder in Zukunft zu vermeiden,
- neue zukunftsorientierte Initiativen fördern: Therapeutika-Gründungen, bestehende anthroposophische therapeutische Einrichtungen wie Krankenhäuser oder Sanatorien,
- bei der Aus- und Fortbildung aller im anthroposophischen Heilwesen Tätigen, besonders des ärztlichen Nachwuchses, der Kunsttherapeuten, z. B. Sprachgestalter und Heileurythmisten helfen,
- die anthroposophisch-medizinischen Forschungsinstitute unterstützen.

Diese Ziele werden angestrebt durch

- öffentliche Vorträge und Seminare,
- Gründung von regionalen Initiativ- und Arbeitsgruppen im Bundesgebiet sowie im Ausland unter Beteiligung von dort ansässigen Ärzten, Therapeuten und interessierten Laien – oftmals Keimzelle eines Therapeutikums,
- das ständig erweiterte Verlagsprogramm mit populären Themen für selbsterzieherische und selbstheilende Maßnahmen zu körperlicher, seelischer und geistiger Gesundheit.

Die Finanzierung erfolgt über Mitglieder und durch Spenden.

Ihre Mitgliedschaft ist dafür eine wesentliche Hilfe. Der Mindestbetrag im Jahr beträgt DM 50,–.

Beiträge für eine bewußte Lebensführung in Gesundheit und Krankheit.

(Eine Auswahl)

5,– DM Verkaufspreis bis Nr. 160

Best.-Nr.

Walther Bühler
26 Der Heilberuf als Lebensaufgabe

Walther Bühler
40 Die zweifache Abstammung des Menschen

Georg von Arnim
45 Was bedeutet Seelenpflege

Otto Wolff
49 Die Leber – Organ der Lebenskraft

Rudolf Treichler, Walther Bühler und Alfred Schütze
101 Nervosität – ich habe keine Zeit

Walther Bühler
104 Heilkräfte des Denkens

Christhilde Blume und Udo Renzenbrink
106 Die Umwelt des Kleinkindes / Die gesunde Ernährung des Säuglings

Jakob Streit und Elisabeth Klein
109 Comics oder Märchen?

Walther Bühler und Ursula Anders
111 Die Furcht vor dem Tode – Schöpferisches Altern

Walther Bühler und Otto Wolff
113 Anthroposophische Medizin und ihre Heilmittel

Wilhelm zur Linden, Walther Bühler und Otto Wolff
114 Kinderkrankheiten haben einen Sinn!

Elke Blattmann und Rudolf Kischnick
115 Das kindliche Spiel – Spiel und Spielzeug

Elke Blattmann und Rudolf Kischnick
118 Meditation als Heilkraft der Seele

Walther Bühler
120 Hat das Leben einen Sinn?

Best.-Nr.

Walther Bühler und Kurt Brotbeck
123 Willensschulung – eine Notwendigkeit in Pädagogik und Selbsterziehung

Petra Kühne
133 Unser täglich Brot

Otto Wolff
134 Das Rätsel der Allergie

Johannes Bockemühl
140 Die Pubertät und ihre Krisen

Heinz Buddemeier
141 Kinderfernsehen ist nichts für Kinder

Hans-Werner Schröder
142 Die Heilkraft des Gebets

Johannes Bockemühl
143 Das unruhige Kind

Otto Wolff
148 Krankheit als Schicksal

Otto Wolff
151 Zucker – Die süße Sucht

Christine Pflug
153 Der Lebenslauf – ein Übungsweg

Christa-Johanna Bub-Jachens
154 Schlafstörungen – gesunder Schlaf

Pietro Archiati, Felicitas Vogt
158 Lebensängste – Lebenschancen

Jürgen Schürholz
159 Gesundheitspolitik heute

Felicitas Vogt
160 Drogensucht – Weckruf unserer Zeit

Mario Betti
210 Engel – Ihr Wesen und Wirken

Bitte fordern Sie das aktuelle Verlagsverzeichnis und ausführliches Informationsmaterial bei uns an.

Bestellungen und Anfragen richten Sie bitte an:

Verein für Anthroposophisches Heilwesen e.V.

Postfach 11 10, D-75374 Bad Liebenzell
Johannes-Kepler-Straße 56, D-75378 Bad Liebenzell-Unterlengenhardt
Telefon (0 70 52) 20 34, 20 35 ◆ Telefax (0 70 52) 41 07
e-mail: verein@heilwesen.de internet: http://www.heilwesen.de